自律神経を整える
神ワザ治療院15選
首都圏版

文芸社治療院特別取材班

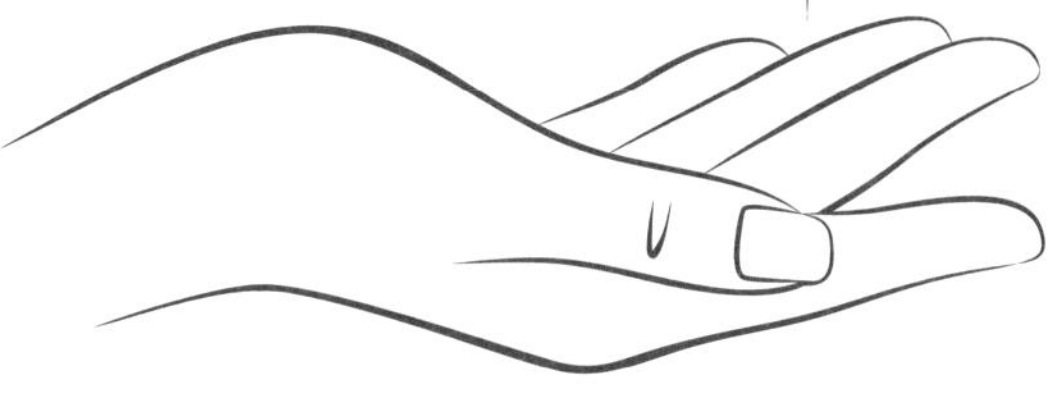

文芸社

※治療院の掲載順は院長名の50音順です。
※本書の情報は2020年12月時点のものです。

はじめに

頭痛、肩こり、不眠、冷え症、手足のしびれ、めまい、動悸、疲労……現代人の誰もが抱える、そういった身体の不調や異常を数え上げればきりがない。命に関わるような不調じゃないから仕方ないと思って放っておく人もいれば、気になって病院に行く人もいる。

しかし、がんやウイルス、内臓疾患などでなければ、レントゲンやＭＲＩ（磁気共鳴画像診断装置）を撮っても原因はわからないまま。医師から「気のせいでは？」などと言われて、〝いや、本当につらいんだけどなあ〟と首をかしげながら病院を後にすることも多いのでは？

一方で、救いを求めて鍼灸や整体など東洋医学の門を叩く方もいらっしゃることと思う。こちらはこちらで鍼や灸を施術されたり、身体中の骨をゴキゴキされたり、あるいは丹念にマッサージされたりして、〝ああ、スッキリした〟〝楽になって良かった〟という感想を持って家路につく……のだが、少し時間をおくと元の状態に戻ってしまう。

それでも少し改善したのは確かだから、インターネットで名医を探しまくって、すごく効果があると評判の先生を求めて、鍼灸院行脚、整体院行脚を繰り返している方も多いと聞く。日本中に十数万軒、コンビニより多く存在するという東洋医学の治療院をやみくもに訪ねても、その中から、自分の身体の不調に効果的な施術者に巡り合えるのは至難の業と言えよう。

そうした迷える方にこそ本書をお薦めしたい。

実は冒頭で書いたような疾患は、ほぼ自律神経系が原因と思われる不調のごく一部だ。「餅は餅屋」という言葉があるように、こうした自律神経系の不調を熟知した東洋医学の専門家に診てもらうのが一番なのだ。

本書に掲載した15人は、それぞれ神ワザを持つ施術師だ。

また、このような自律神経系を原因とする不調のみならず、多くの女性にとって共通の悩みというか、願いをかなえたい小顔矯正やダイエットにも効果がある整体師も紹介した。

昨年、世界中でパンデミックを起こした新型コロナウイルスは、２０２１年になっても人々の生活に多大な変化をもたらしている。マスクの着用やアルコール消毒、ソーシャルディスタンスが常識となる一方で、在宅勤務やリモート会議など生活や仕事の習慣が激変している。そうした変化が自律神経系の不調を否《いや》が応でも悪化させているようだ。

そんな時代だからこそ、神ワザを持つ施術師に頼ってみてはいかがだろう。

文芸社治療院特別取材班

自律神経を整える神ワザ
治療院15選　首都圏版

contents

― 自律神経を整える神ワザ治療院15選　首都圏版 ―

伊澤謙院長
ワトナル鍼灸整骨院
（神奈川県鎌倉市）

心療内科の医師とも連携した自律神経専門院
独自の検査とオーダーメイドの治療を提供

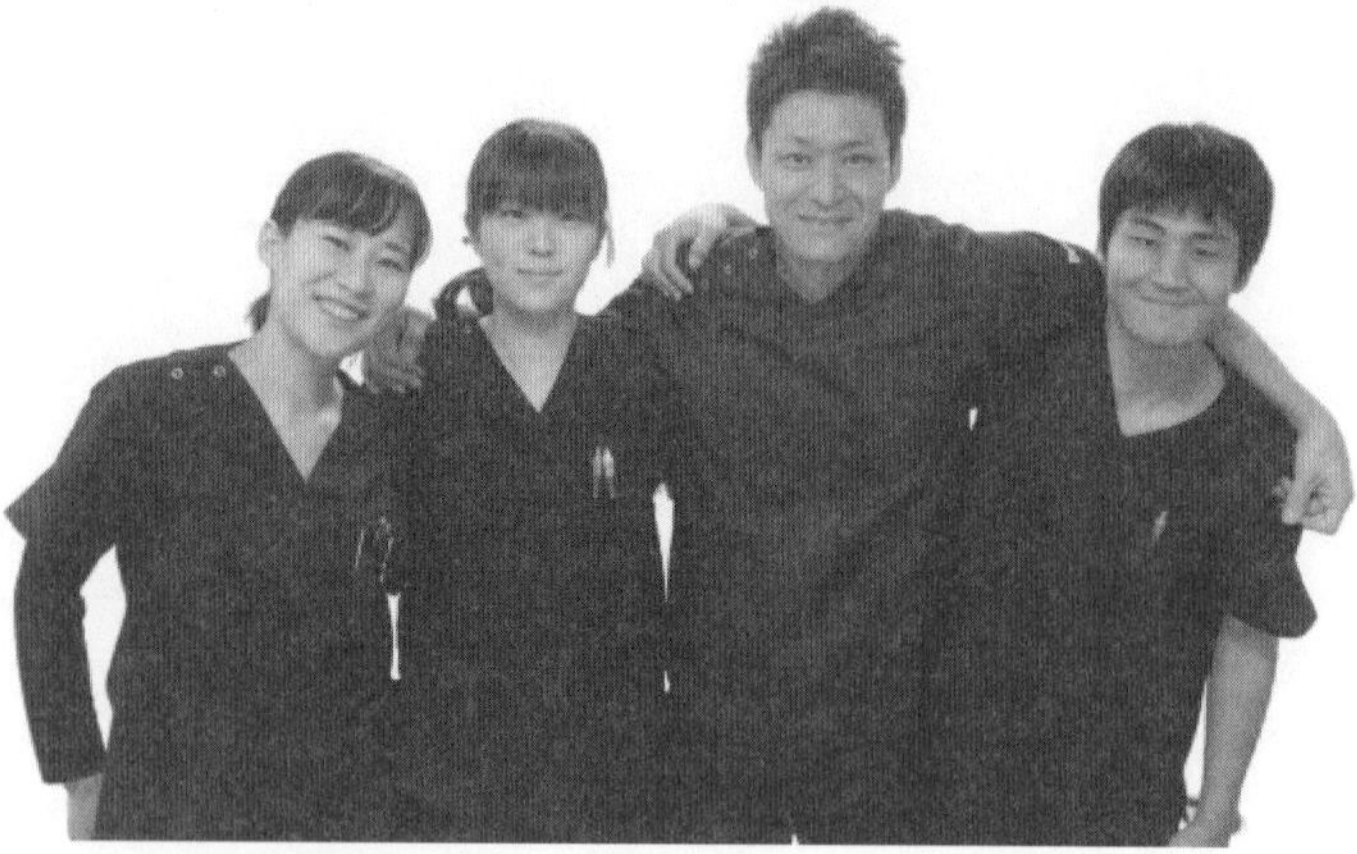

ワトナル鍼灸整骨院のフィロソフィーの一つ『最高の力は「感謝」の心』を胸に患者さんに向き合う先生たち

自律神経の調整に特化した専門院

ＪＲ線、湘南モノレール線の大船駅東口から駅前の商店街を抜け、鎌倉女子大、鎌倉芸術館方面に歩くこと8分。松竹離山通り沿いに『ワトナル鍼灸整骨院』はある。清潔感あふれる落ち着いた雰囲気の院内は、癒しのＢＧＭが流れる心地よい空間で、半個室を含む患者さんのプライバシーも確保されている。自律神経の不調を訴える患者さんをはじめ、うつ病や起立性調節障害と診断された患者さん、あるいはメンテナンスのために訪れる医師、さらにはセーリングのアメリカ代表チームなどのアスリートも訪れるという。

同院の特徴は何と言っても、自律神経の調整に特化した専門院という点だ。神ワザと称される伊《い》澤《ざわ》謙《けん》院長は、大学卒業後、呉竹鍼灸柔整専門学校で学び、鍼灸師、柔道整復師、あんまマッサージ指圧師の資格を取得。全国に15店舗以上を展開する大手整骨院グループに18年勤務後、２０１８年に自律神経の専門院として独立開業した。専門院としたのは、ある患者さんとの出会いがきっかけだったという。

「18年勤務した整骨院で、うつ病と診断されていた患者さんを担当させていただきました。１年ほど通院され、無事に社会復帰できるまでに改善されたのですが、患者さんと向き合い、本当によくなってもらいたい一心で精神医学について自分なりに勉強しました。そこから、身体の痛みなどの不調は、その方の心のありようが原因になり得ると考えるに至り、将来、開業するときにはメンタルな面が大きなファクターである自律神経の専門院に、と心に決めていました」

また、伊澤院長自らもパニック障害に陥った経験がある。心のありようが身体の不調を引き起こし、それらが日常生活、社会生活に甚大な影響を及ぼすとともに、つらい気持ちや不安な気持ちを引き起こすことを身を以って体験した。それらの経験から、伊澤院長は日本自律神経学会、日本精神神経学会の会員にも名を連ね、現在も精神医学の勉強を続けている。

特筆すべきは心療内科などのクリニックと協力関係を築き、双方が連携して患者さんの症状改善、完治へ向けての治療の道を模索している点だ。整形外科のクリニックと提携する整骨院や鍼灸院などは散見されるが、心療内科など精神医学系のクリニックとの連携は全国でも珍し

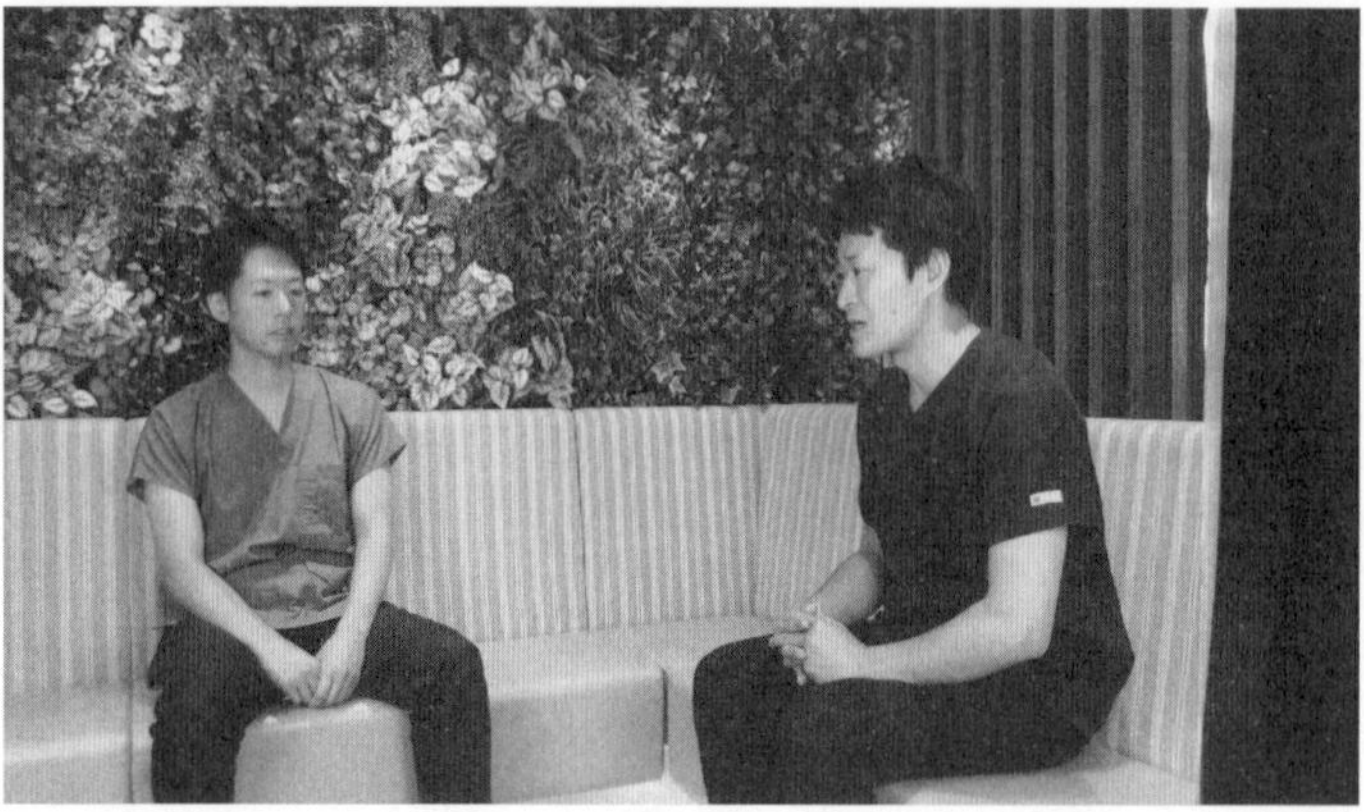

医師へのインタビューを行う伊澤院長。医師の言葉に耳を傾け、自律神経専門院としてできることを模索する

い。同院を自律神経に特化させ、クリニックと連携しながらの治療を目指すに至ったのには、もう一つ伊澤院長の鍼灸師、施術家という仕事に対する思いもあった。

「鍼灸師の仕事は、私自身、素晴らしい仕事だと自負していますが、もっと認知されていいとも感じています。この現状を打開するには、やはりよい治療を提供し患者さんからの評価を上げるしかありません。後進の鍼灸師たちに、誇りを持って施術に当たってもらうためにも、リラクゼーションのみならず、病気の治療を前提に、また西洋医学の代替治療として、しっかりとした成果を挙げることが必要です。それらを成し遂げることにより、おのずと鍼灸師の地位の向上、活躍の場も増えるはずです。それと同時に、本院を信頼し、患者さんを紹介してくださるクリニックの先生の期待に応えるためにも、患者さんに対する責任は重いと痛感しています」

伊澤院長の元には病院での診断後に訪れ改善する患者さんも多い。たとえば、起立性調節障害と診断され不登校だった患者さんが学校に行けるようになったり、受験を乗り越え高校や大学生活を迎えられた患者さんもいる。起立性調節障害は朝起きることができず学校に行けない症状がよく知られるが、いわゆる〝なまけ病〟と揶揄されることもあり、多くの患者さんが苦しんでいる。

「うつ病の診断を受けた患者さんも来院されますが、投薬治療の副作用で集中力がなくなるなど日中の活動がままならないと訴え、減薬を望まれる方も多いですね。ある患者さんは、1年間休職を余儀なくされていましたが、当院で治療をしながら医師と相談のうえ減薬し、うつ症状も改善されて復職を果たしています」

特殊な機械や独自の検査で身体の状態を可視化する

自律神経に特化した治療院としての最大の特徴が、特殊な機械を用いて、自律神経のバランスを数値で測定・分析できる点だ。また独自の検査法により、筋肉や骨格のどこが不調の原因となっているのかを的確に判断する。一般的に自分の身体の状態を正確に把握できる人は少な

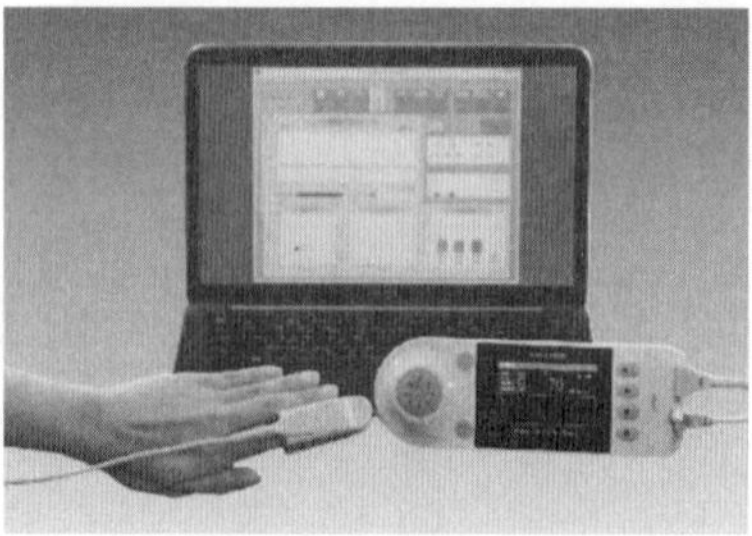

脈拍から自律神経のバランスを計測する『自律神経検査機』。グラフにより自律神経の乱れを可視化する

い。これまで施術の効果などは、患者さん一人ひとりの「楽になった気がする」「前よりよくなった」といった感覚的なものに頼らざるを得ないのが実情だった。しかし、同院の検査では、自律神経のバランスが崩れていることをグラフによって可視化、見える化することが可能となる。

「『見える化』することで、自律神経が乱れていることを理解していただくことは、その後の治療においても重要です。自分の身体がどんな状態かを、実際に目で見て確かめていただくことで、施術による改善の度合いを具体的に確認することも容易になります」

病院などで『特に異常はない』と言われ続けた患者さんにとっては、検査結果を見るだけでも、『やっぱり私の身体には異常があったんだ』と、別な意味での安心感を得ることになる。原因不明の不調ほど患者さんのメンタルを傷つけるものはない。原因さえわかれば、あとは治療をすればいい。この気持ちの切り替えの役割も可視化は果たしていると言えるだろう。

また、独自の検査法により、筋肉の緊張や骨格のずれやゆがみなどを察知し、施術にあたるが、その際も写真撮影を行い可視化する。

「簡単な例を挙げれば、姿勢の改善。最初に立ち姿勢を撮影し、プログラム終了後の姿勢と比べます。自分の目でその変化を確認することで、変わったことを実感してもらうことを大切にしています」

病院でも原因が特定できず、何をやっても思うような効果を感じられなかった患者さんは、よくなりたいと思いつつもどこか諦めの気持ちが内在している。しかし、自分の身体の状態、その変化の可視化によって、患者さん自身が『治るかもしれない、できるかもしれない』という前向きな気持ちになっていく。この気持ちの持ちようも自律神経の不調を改善するためには非常に大切なファクターであると伊澤院長は力を込める。

また、運動、栄養、休養の三つの観点から、患者さんの生活に潜む不調の原因を明らかにすることも重視する。何が原因かわからず、不安な気持ちを抱える患者さんにとって原因を明確にし、的確、適切な施術やアドバイスを行うことで、より確実に不調の改善へと導くことが可能となるという。さらに、伊澤院長は、オーダーメイドの治療メニューにも力を入れている。

「自律神経が正常に機能するために、身体のどこにゆがみがあるのか、どの筋肉・筋膜が引き攣れているか、自律神経検査や呼吸の状態などから総合判断し、必要な治療をオーダーメイドで作り上げます。具体的には、整体、鍼、指圧、運動のメニューから、患者さんに最適な組み合わせを見つけることになります」

呼吸筋の異常が自律神経の乱れを引き起こす

そもそも自律神経とは、人間の身体が無意識下で行う生理的な働きに関係する器官だ。意識しなければ動かない手や足などの動きとは異なり、意識しなくても動いてくれる内臓の働きや血流、呼吸などをコントロールしている。そして、「緊張・活動」の役割を持つ交感神経と、「回復・休息」の役割を持つ副交感神経が、バランスよく働いているのが正常な状態だ。

それでは異常な状態に多い身体の症状を伊澤院長に伺うと、「自律神経の乱れを訴える患者さんの大部分は、呼吸筋に異常がある」と指摘する。私たちが呼吸するとき、肺は自らの力で膨らんだり縮んだりしているのではない。肺の周辺の筋肉が動くことにより、息を吸う動作と息を吐く動作が行われているのだ。この呼吸に必要な筋肉の総称が呼吸筋で、横隔膜や肋間筋、胸鎖乳突筋、斜角筋などが代表的なものだ。

生体機能を維持するために常に働いている自律神経は、酸素の消費量が非常に多く、体内に十分な酸素が取り込めなければ、自律神経は正常に働くことができなくなる。酸素不足により自律神経が乱れ、その結果、不調が引き起こされる人が多いということだ。

「身体に必要な酸素を取り入れるためのこれらの呼吸筋に異常がある、もしくはゆがみなど骨格の問題で酸素の通り道が確保できてないというのがよく見られる症例です。このため呼吸が正常にできる状態にすることを目的に、姿勢矯正と呼吸筋・呼吸補助筋の筋緊張をほぐすことからはじめます。自律神経への十分な酸素供給が可能となれば、患者さん自身の回復力も高まり、これだけでも自律神経のバランスが徐々に安定していきます」

新型コロナウイルスの影響で、マスクの着用が日常的になったことやストレスが要因となり、呼吸が浅くなる人も増えている。浅い呼吸はすなわち必要な酸素量が取り込めないリスクが高まるということだ。これを回避するためには意識的に深い呼吸をするよう心がけることも大切だという。

「自律神経が調節している働きの中で、自分の意志でコントロールができるのは呼吸です。ですから、意識的に深い呼吸をすることで脳の扁桃体に作用し、自律神経を安定させる効果が得られます。たとえば、寝る前に鼻から3秒で息を吸い、口から7秒で息を吐くという呼吸法。就寝前にこのような深い呼吸を20回行うだけでも効果が期待できます」

また、呼吸には代謝呼吸、行動呼吸、情動呼吸の三つがある。情動呼吸とは怒り、悲しみ、不安などの感情に伴う呼吸のことを指す。

「たとえば、怒りっぽい人などは、呼吸筋が明らかに硬くなっています。施術でほぐすと改善しますが、怒りを抑えなければ、また硬くなり、ほぐす、この繰り返しです。感情と身体は密接に関係していることを理解している人は少ないのですが、意識的に感情をコントロールしなければ、身体に悪影響を与えてしまいます。急に感情を抑えるというのはなかなか難しいものです。ですからまずは、『強いネガティブ感情は身体に悪い』ということに気づき、少しずつ心と身体をセルフコントロールする方法を身に着けてもらうようにアドバイスをさせていただいています」

『身体を通じたカウンセラー』が施術家のもう一つの役割

さまざまな要因が考えられる自律神経の乱れだが、伊澤院長はメンタル面からの影響が最大の原因であるという。

「痛みや疲労感などがあるにもかかわらず『病院では何ともないと言われた』とさまざまな症状を訴え来院される方が非常に多いのですが、その多くが、理由がわからないからこその不安や恐怖を抱いています。一つひとつ患者さんの心をひも解いていくと、患者さん自身が自分をどのように捉えているかが大きく影響していることがわかります。24時間、自分で自分を傷つけている方が驚くほど多い。私もパニック障害だった頃を振り返ると、自己否定ばかりしている自分がいました。自己肯定感が低く、『私は何でこうなんだろう……』といった思考を繰り返す方は、治療をしても改善の速度が遅いことは共通しています」

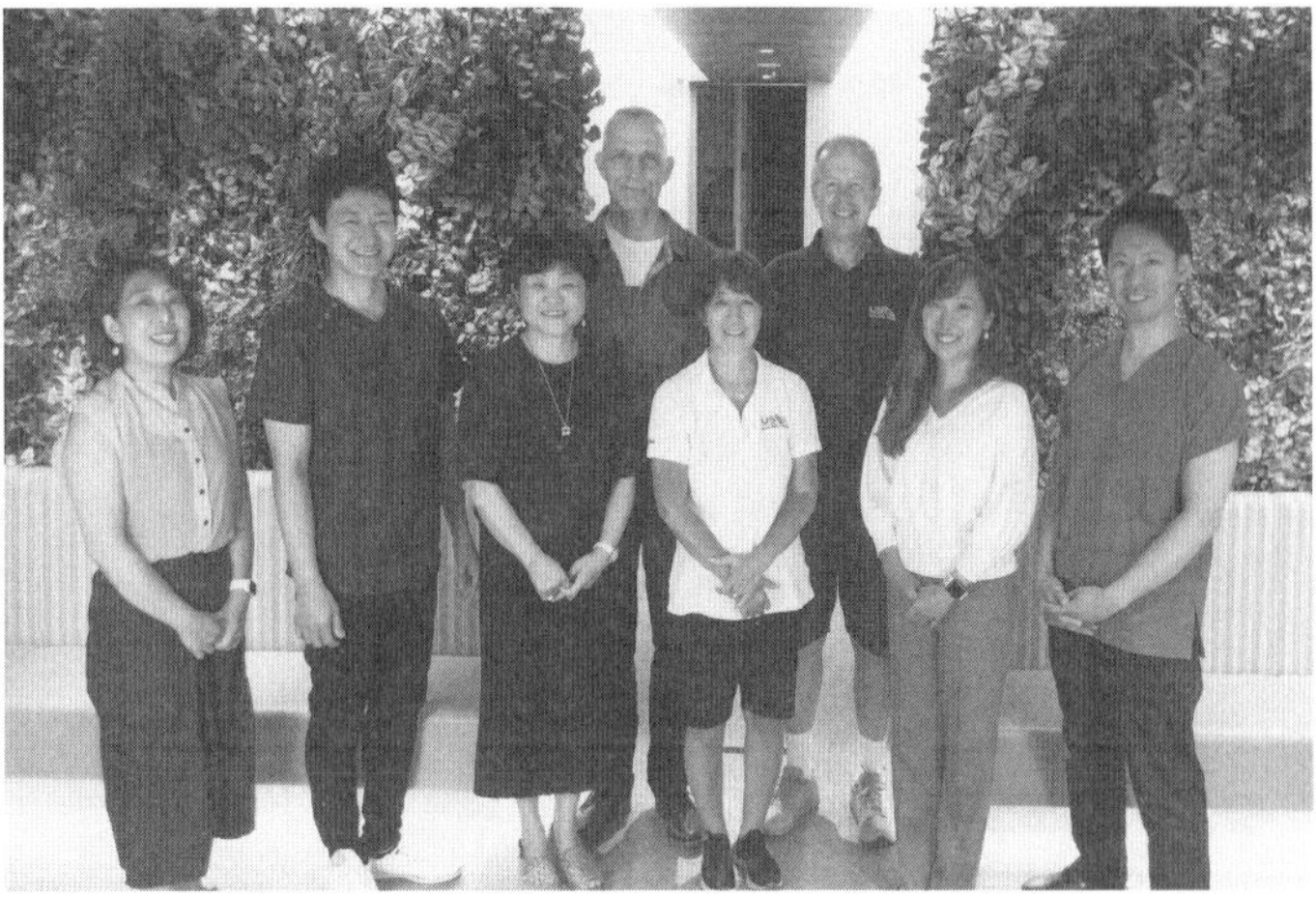

医師たちとの対談も行い、多くの情報を共有。得た情報は、日々の治療へのフィードバックを心がける

自身の経験、患者さんの多くの症例を見てきた結果、伊澤院長は『身体を通じたカウンセリング』の重要性にたどり着いた。そのためにも医師から話を聞くなど、伊澤院長自ら日々知識の収集、技術の研鑽に邁進している。もちろん心療内科の医師や公認心理師が行うカウンセリングのような医療行為はできないが、身体からアプローチすることは可能だと考え、オリジナルの治療メソッドを確立した。人は身体に触れるだけでもリラックスホルモンと呼ばれるオキシトシンが分泌されるという。

「心の余裕がなければ、私たちの言葉も受け入れてもらえません。ですから肩こりがひどいと訴える人には、まずは肩こりを改善させる。身体が少し楽になるだけで、おのずと患者さんの心に余裕が出てくるのです。そこから信頼関係を十分に築いたうえで、一人ひとりの患者さんの生活習慣はもちろん仕事やプライベートといった、その人の人生のストーリーに入っていきながら、オリジナルメソッドを基に少しずつ身体の症状の原因を一緒になってひも解いていきます」

施術や身体を通じたカウンセリング、患者さん自らできる呼吸法などのストレスリリースの方法を伝えた結果、患者さんの気持ちが少しずつ前向きに変わったとき、必ず行動・思考も変わるという。その行動・思考を継続できれば身体もさらに変わっていく。

「施術を通じて『ああ、気持ちよかった』で終わるのではなく、患者さんの自己肯定感を高め、これから身体はもっとよくなる、感情と身体、心と身体は密接に関係しているという気づきを与えること。これも自律神経専門院の施術家としてのもう一つの大切な役割だと考えています」

同院のフィロソフィーの一つに『人生の目的は、心を磨き、他に尽くすこと』がある。相手が喜ぶための利他の行動と、そのための自分を高める努力が心を磨く——。これを自ら貫くべく苦しむ患者さんに向き合い、日々自己研鑽に励む伊澤院長の真摯な姿がそこにはあった。

（取材・文／松岡）

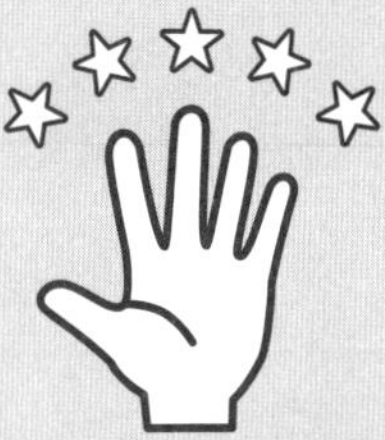

— 自律神経を整える神ワザ治療院15選　首都圏版 —

刑部正道院長
おさかべ鍼灸整骨院
（埼玉県草加市）

熟練の東洋医学の神ワザで身体の悩みを解消
治療効果も最新科学のエビデンスで一目瞭然

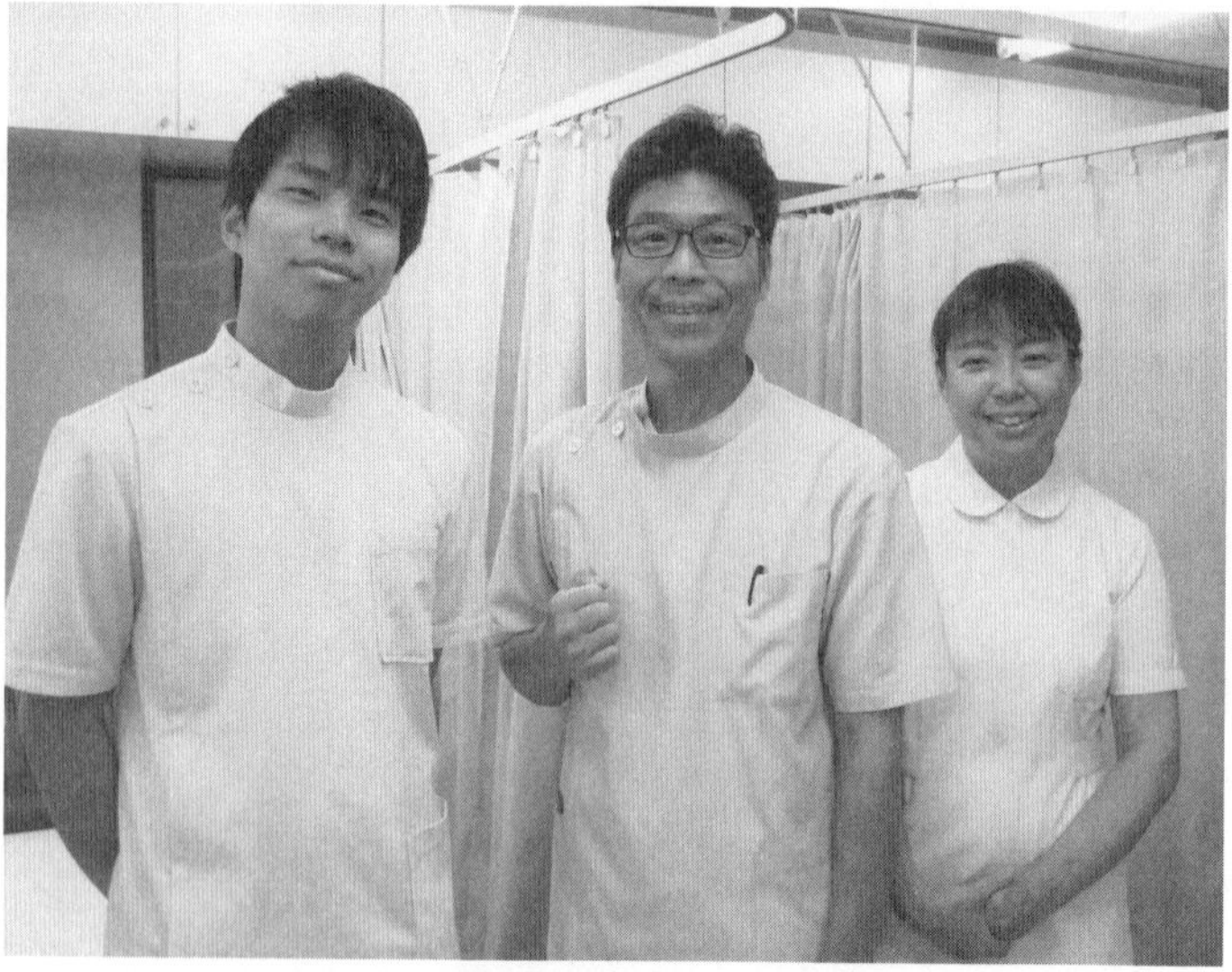

（左から）柔道整復師の次男・直弥さん、刑部院長、妻・陽子さん

3代にわたって続く東洋医学の血筋

東武スカイツリーラインの獨協大学前（草加松原）駅を出て、団地と高架の間の道を北へ歩くこと約10分。該当する場所には鍼灸整骨院という名前から受けるイメージとはかけ離れた、淡いオレンジ色のお洒落な診療院『おさかべ鍼灸整骨院』が建っていた。

刑部正道《おさかべまさみち》院長が、奥様で鍼灸マッサージ師の陽子さんと二人三脚でこの地に開院したのは１９９７年のこと。以来、20年以上にわたって近隣に住む方や遠くからやって来る方の身体の悩みに寄り添い、さまざまな疾患を治療してきた。

東京・足立区の鍼灸院の次男で、祖母

があん摩マッサージ指圧師と東洋医学が2代続く家に生まれた刑部院長だったが、同じ道に進むことはなく、化学に興味を持って医療系の大学に進学し、将来は臨床検査技師を目指していた。しかし、実習の際に担当の医師と実習生数人で食事をする機会があり、そのときに交わした会話が運命を変える。

西洋医学も進歩してどんな病気でも薬で治せるようになってきたが、どうしても薬では十分に対応できない病気があり、それが自律神経の不調だと医師は話した。

「父が鍼灸で自律神経の治療もやっていたので、西洋医学より東洋医学の方が効果的な分野があるんだなと思って、鍼灸に興味を持つようになりました。それと、父親の治療を受けた患者さんが元気になっていく姿を見て感銘を受けたというのも大きな理由です」

こうして、先祖返りするように東洋医学へと人生の舵を180度切り替えて、大学卒業後は鍼灸の専門学校に通い、その後は整形外科や鍼灸整骨院に勤めるなど約15年にわたって修業を重ねた。その間、休日は父親から鍼灸治療の極意を教えてもらったという。

気の働きは自律神経の働きと同じ

東洋医学は人間と自然との調和を重視している。身体全体が一つの有機体であるという考え方で、その大元に「木火土金水《もっかどこんすい》」という五行論がある。

簡単に説明すると、五行の「五」は五つの臓、つまり、「木（肝臓）」「火（心臓）」「土（脾臓）」「金（肺）」「水（腎臓）」のことで、これが円環になって生命活動を担っている。

それぞれの関係性には「相生関係《そうせいかんけい》」と「相克関係《そうこくかんけい》」とがあり、相生関係は母子関係とも呼ばれ、時計回りに木（母）から火（子）が生まれ、火（母）から土（子）が生まれ……という連鎖関係にある。一方で、相克関係は五芒星のように対角線で敵対する関係になっている。いずれかの臓腑が弱れば、相克関係にある臓腑が攻撃し、病気になる仕組みだ。

そして、五行の働きに重要な役割を果たしているのが経絡《けいらく》である。

経絡は身体の内部では臓腑に属し、外部では体表に分布し、頭頂部から手足の先まで五臓をつないで全身くまなく網の目のようにいきわたり、気血を運んでいる。

「気は元気の〝気〟で、生命活動のエネルギー源となるもので、血液を全身に循環させて栄養を供給し、臓腑、器官、組織に活動力を与え、汗や尿などを排出させる動力源にもなるというのが東洋医学の考え方です。気の働きは自律神経の働きと同じです」

つまり、気という生命活動を交感神経や副交感神経という神経の働きからとらえたのが西洋医学における自律神経と言える。気と自律神経はほぼイコールで、このバランスが崩れると心身に変調――不眠症や肩こり、頭痛、冷え症、下痢、便秘、食欲不振、生理不順など――が現れるというのが、病気が発生する根本的なシステムと言っていい。

「最近は新型コロナウイルスの流行で、自粛やテレワークなど仕事やプライベートで生活習慣が激変していることから、不眠症や頭痛、うつなどを訴えて来る患者さんが明らかに増えています。これらはまさしく自律神経のバランスが崩れているということです」

そこで鍼を用いた経絡治療によって気（自律神経）のバランスを調整するわけだが、その前に、まずは第一の〝神ワザ〟とも言うべき脈診が待ち受けている。

第一の〝神ワザ〟とも言える脈診

東洋医学における診察法には4種類あって、それは「四診」と呼ばれている。
①顔色や全身の状態を観察する「望診《ぼうしん》」、②呼吸音や咳を聞いたり、口臭などをかいだりする「聞診《ぶんしん》」、③既病歴や自覚症状、痛む部位などを質問する「問診」、そして、④病変部に触り、脈を診るなどする「切診《せっしん》」――の四つだ。
中でも日本で重要視されてきたのが切診だ。触覚を用いた診察で、脈を診る脈診と腹部を触る腹診がこれに当たる。

「日本人は指先が繊細で感覚が鋭いので切診が発達してきました。私はほぼ脈診だけで判断し

おさかべ鍼灸整骨院（埼玉県草加市）

ています。もう35年やっていますけれど、10年もやればわかるようになりますよ」

刑部院長はそう言って笑うが、脈診で要求されるのは繊細な熟練の技だ。

脈診の方法としては、左右の手首のそれぞれ末梢から「寸」「関」「尺」と呼ばれる3か所の部位の脈を、術者が人差し指、中指、薬指と3本の指先で診断する。これを「六部定位脈診」と言い、各部の脈を感知して異常部位を探るのだ。

脈を診る際にポイントになるのは、①深さ（浮⇕沈）、②速さ（遅⇕数）、③強さ（虚⇕実）、④流暢度（滑⇕濇《しょく》）、⑤緊張度（緊⇕軟）の五つである。

「経験を重ねれば、どんな脈が良いのか悪いのかわかるようになってきます。弾力があり太くて柔らかいのが良い脈で、細くて硬かったり、柔らかすぎて力がなかったりするのは悪い脈です」

血管の働きを支配しているのは自律神経なので、交感神経が緊張すると血管を構成する筋肉も緊張して硬くなり脈が細くなる。そうすると気血の流れが悪くなり、内臓の働きも悪くなって免疫力も落ちていくという仕組みだ。

また、刑部院長によると規則正しい一定間隔の脈もあまりよくないという。

良い脈とはリズムが一定ではないらしい。いわゆる〝ゆらぎ〟がある方がリラックスできている証拠で、疲れているときほど余裕がなくなって、全く一定のリズムになるとか。

指先でその微妙な感覚を探知し、患者さんの身体のどこに異常があるかを探っていくやり方は、まさに神ワザと言わざるを得ない。

第二の〝神ワザ〟は優しく刺す鍼

さて、脈診によって異常の源がわかったら、今度は実際に鍼治療が行われる。

鍼を刺すのは病気の臓器の近くではなく、先ほど説明した相生関係を基に、弱った臓腑を補う経絡上の反応点「経穴」（ツボ）を刺激する。ツボは経絡上の反応部位で同時に治療点でもあって、人体にはツボが３６０か所以上あるという。

《股引の破れをつづり、笠の緒付替えて、三里に灸すうるより……》

俳人・松尾芭蕉は『奥の細道』の序文にこう書いた。

一般に「足三里」と言って、三里とは膝下、脛の外側にあるツボで、足の疲れだけでなく胃の熱を取る効果があることから胃痛や胃もたれにも効果があるという。

東洋医学を知らない人にとっては、まさか胃の不調を治すために足を刺激するとは思わないが、江戸時代の人間に東洋医学は身近な存在だったようで、慣れない土地でも足三里に灸をすることで食あたりを予防できると広く知られていたようだ。

刑部院長が行っている経絡治療では、五行の中で木（肝臓）が虚している（弱っている）のであれば、母（時計回りで左側）にあたる水（腎臓）を補う（強くする）。こうした考え方を「虚すればその母を補う」と言うそうだ。そこで、十二経脈の中で水を補うツボである肝経の合水穴《ごうすいけつ》（曲泉）と腎経の合水穴（陰谷）を取穴する。この二穴は、膝の内側と裏にある。そして、髪の毛のように細い鍼で2、3ミリ刺して気を送る。

鍼を刺すのはほんの数秒で、ほとんど痛みを感じることはないが、気になる患者さんには刺さずに優しくあてるだけの鍼「鍉鍼《ていしん》」というのもあって、それを使うという。

もちろん、経絡のどのツボにどの程度の深さと力加減で鍼を刺すかは神ワザの領域だ。東洋医学に関する知識と経験の成せる技にほかならない。

「ツボがわかっていても鍼を的確にあてられるかが重要なポイントです。1ミリでもずれると治療効果は半減しますから、確かな技術が必要です」

鍼治療は約20分で終了する。適切なツボに的確に鍼を刺して気血の流れを良くし、自律神経のバランスを整えてあげることで内臓の働きも良くなって不定愁訴が改善され、免疫力（自然治癒力）もアップする。

こうした治療を行い、数回で改善する患者さんもいれば、10回程度通う人もいる。中にはこの7年間、週1回のペースで治療を受けている女性もいるそうだ。

「その方は極めて重度の冷え症で、私の院に来る前は血圧が低すぎて（上が88、下が58）月に

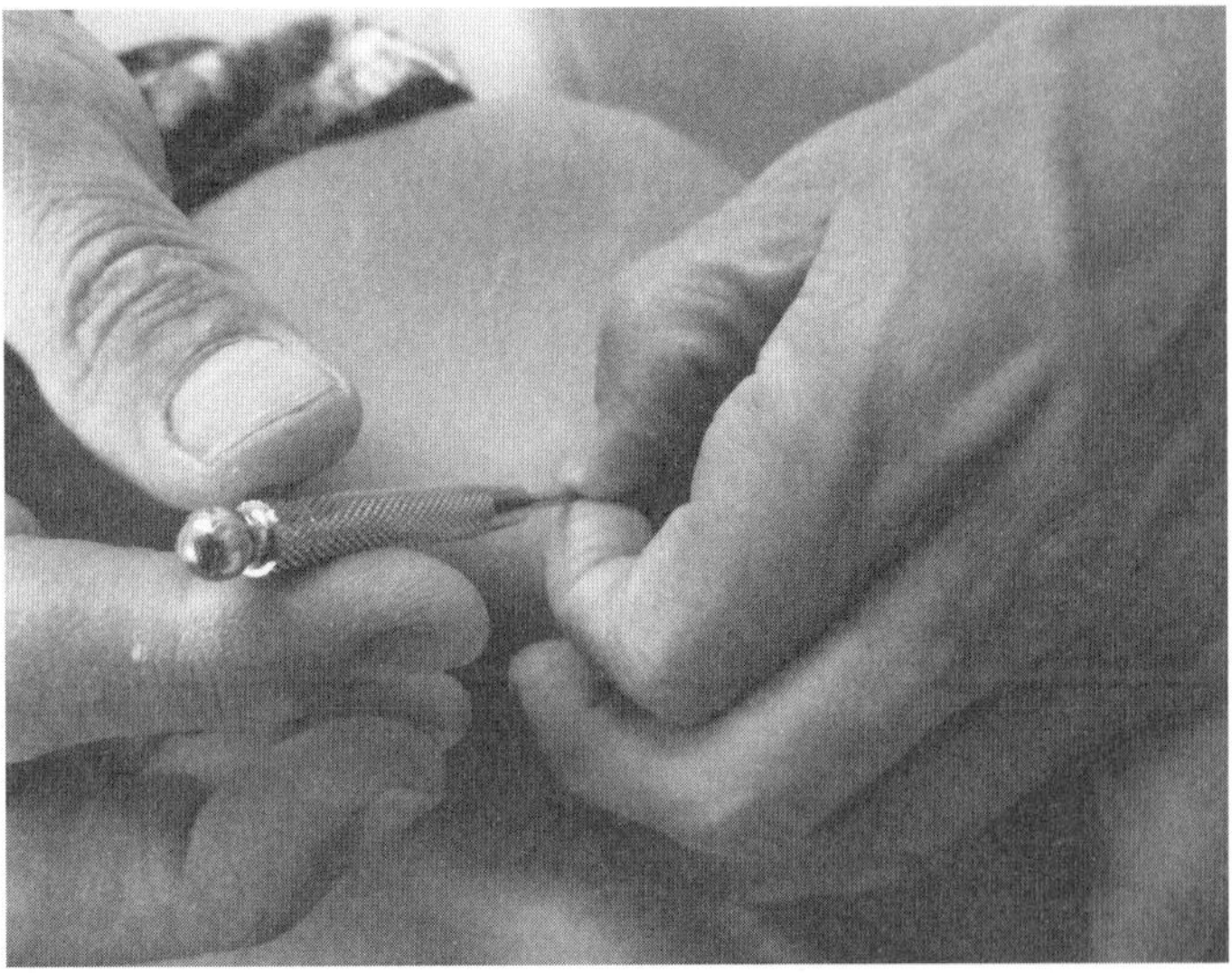

ツボに的確に狙いを定め、1ミリの狂いもなく繊細な力加減で刺さない鍼「鍉鍼」を優しくあてる

一度は失神していたそうです。また、平熱が35度2分くらいという低体温なので、娘さんに〝お母さんが近くにいると寒いから寄らないで〟とまで言われていました。一度、テレビの健康番組に出て全身の冷え具合をサーモグラフィーで計測したところ、心臓だけ赤くて、ほかは真っ黒でした。医師も脈が測れなくて困ったそうです」

施術後は症状があまりひどくならず、穏やかな生活を送っているという。

東洋医学の分野にエビデンスを導入

最後にもう一つ、非常に重要なポイントを説明しておきたい。

一般的に、東洋医学は科学的根拠に乏しいものと思われている。一方で、刑部院長は若い頃に西洋医学を志していたと紹介したが、西洋医学で大きなウエートを占めるのがエビデンス、つまり、治療の根拠となるデータだ。どんなに優れた治療法であっても、エビデンスがなければ信頼性はほぼゼロと言っていい。

東洋医学の場合、実際に効果があってもエビデンスを重要視することはあまりない。

その点に疑問を抱き続けていた刑部院長は、長らくエビデンスが一目でわかる機器がないものか探していた。そんなときに出合ったのが「TAS9　VIEW（タスナイン・ビュー）」（YKC製）だ。これは、人差し指にセンサーを装着して脈波を3分間測定・分析し、交感神経と副交感神経の数値など、自律神経のバランスや末梢血管の血液循環の状況などがわかる数値を導き出すことができる優れものだ。しかも、検査シートにはグラフや図が使われていて、誰でも結果が一目でわかるよう見やすくなっている。経絡治療の前と後でそれぞれ測定し、その結果を比較すれば、治療の有効性を客観的に裏づけることが可能になったのだ。

「東洋医学においても客観性は非常に大事だと思います。治療後、検査結果がプリントされたシートを見せて説明しますと患者さんも納得されますし、私自身も自分のやっていることが正しかったことが実証できて勉強になります」

ほかにも、おさかべ鍼灸整骨院では、特殊な信号の微弱電流を全身に通電することで脳波の

血管老化度と自律神経バランス分析

Pulse Analyzer Plus View **TAS9 VIEW（タスナインビュー）**

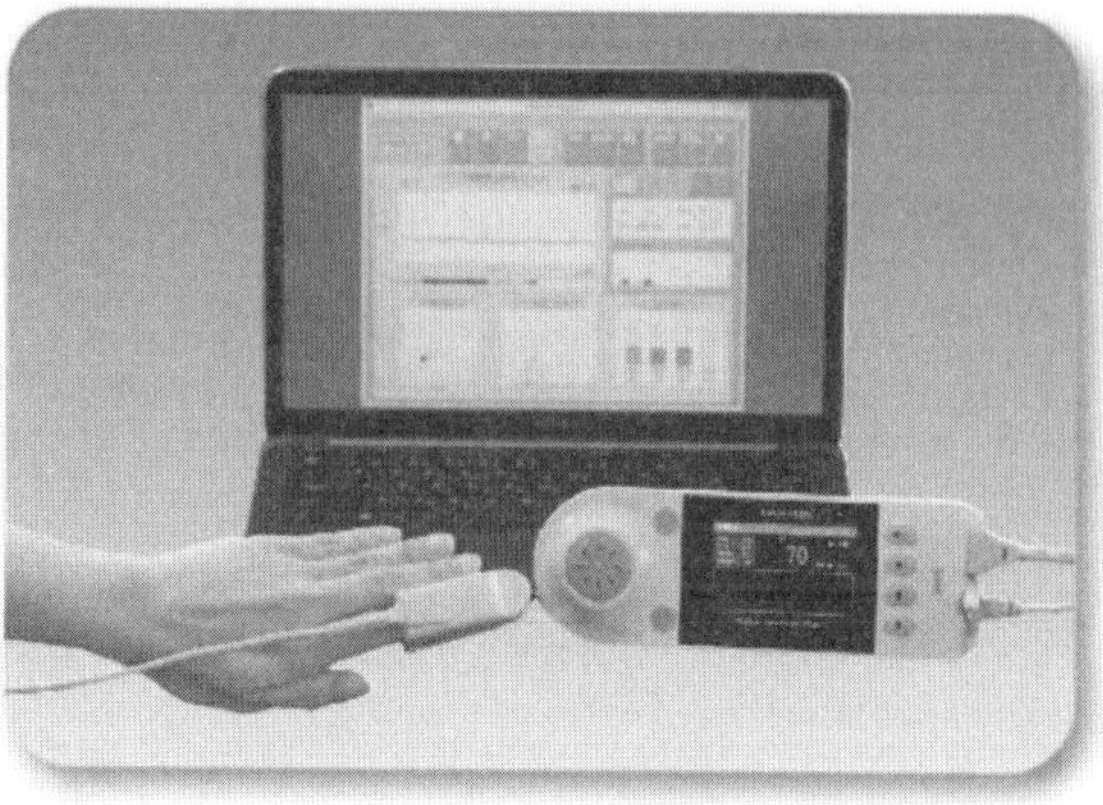

定期的に測定し、施術を受けながら健康な生活習慣を維持していきましょう。

肉体的疲労度、自律神経バランス、血管推定年齢などがその場でわかる測定器TAS9 VIEW

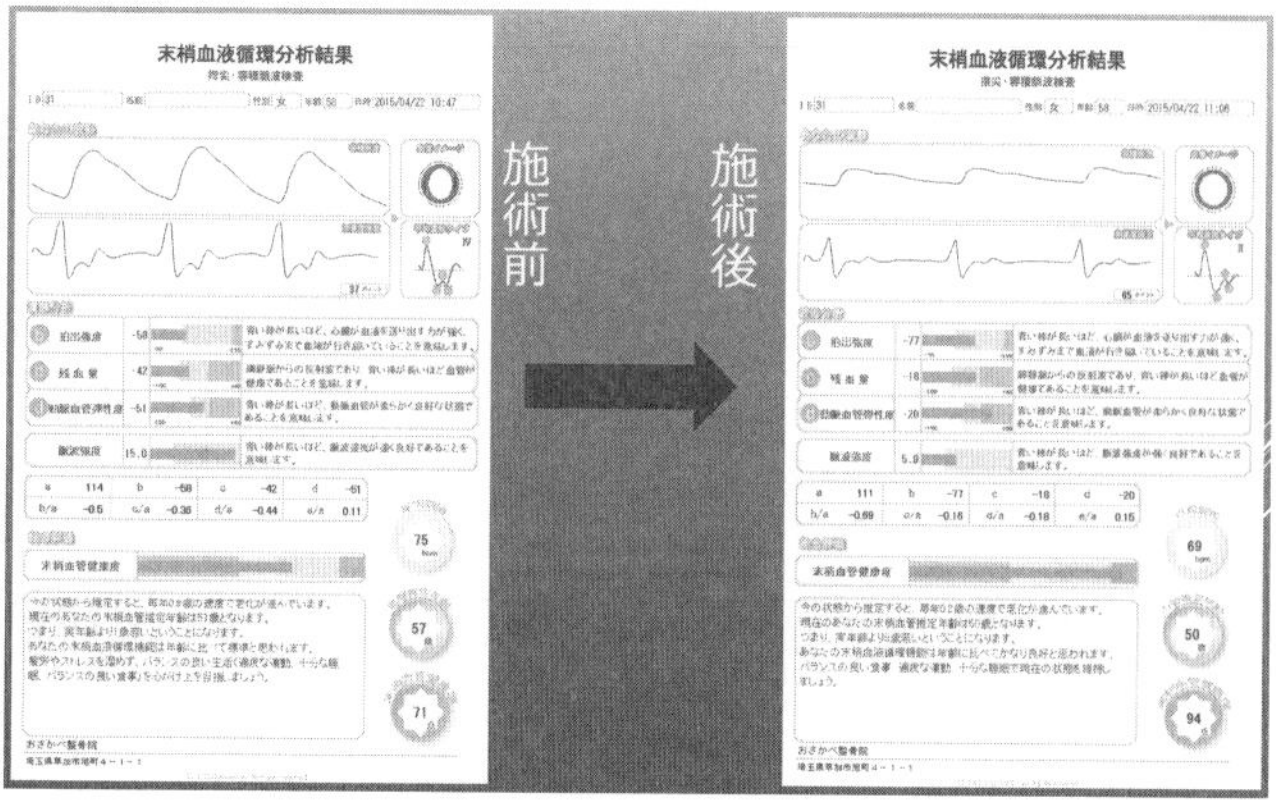

TAS9 VIEWの検査シート。結果が表やグラフ、図などでわかりやすく表記されているので非常に見やすい

リラクゼーションを促す治療器「ソーマダイン」や、12種類の薬石を使って身体を深部から温めて免疫力を高める「薬石浴ベッド」、近赤外線による光線療法で痛みや神経の緊張を緩和する「スーパーライザー」などの多様な治療器も完備し、随時、患者さんと相談しながら治療に使用している。

これらを鍼治療と組み合わせることで、さらなる改善が期待できるという。

従来の鍼灸院のイメージから一歩も二歩も飛び出して、伝統的な東洋医学と最新技術の粋を集めた機器を治療の両輪に、悩める患者さんたちを救っているのがおさかべ鍼灸整骨院だ。実に現代的かつ革新的な東洋医学ベースの鍼灸院と言えるかもしれない。

こんな風に書くと敷居が高い治療院と思われるかもしれないが、ドアを開けると、白衣ではなくエプロン姿の奥様が満面の笑みで出迎えてくれる、とてもフレンドリーな治療院だ。

（取材・文／萩原）

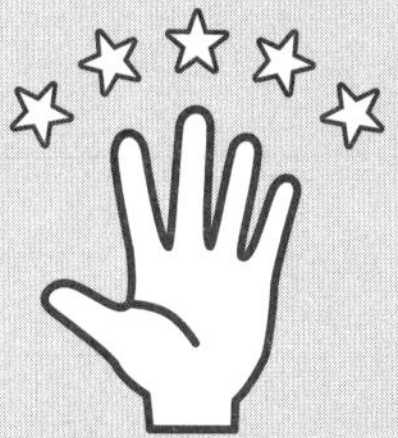

― 自律神経を整える神ワザ治療院15選　首都圏版 ―

古賀有紀子院長

ＣＲＯＷＮ整体院

（神奈川県横浜市）

小顔矯正から自律神経系疾患の改善まで “骨は硬い”という常識を覆した施術法

〝早い、安い、うまい〟の駆け出し時代

古《こ》賀《が》有《ゆ》紀《き》子《こ》院長がＪＲ鶴見駅前にあるビルの一室で『ＣＲＯＷＮ整体院』を開いていた、今から十数年前のことだった……。

ちょうどその頃、日本に参入して大きな話題を呼んでいたクーポン購入サイトに登録したところ、突如としてお客さんがものすごい勢いでやって来た。一度に数百枚のチケットが爆発的に売れて、連日、大盛況だったという。

１日に６、７人施術していたそうだが、１回の施術時間は90分なので、単純計算しても７人で実に10時間半揉み続けになるわけだから驚くしかない。

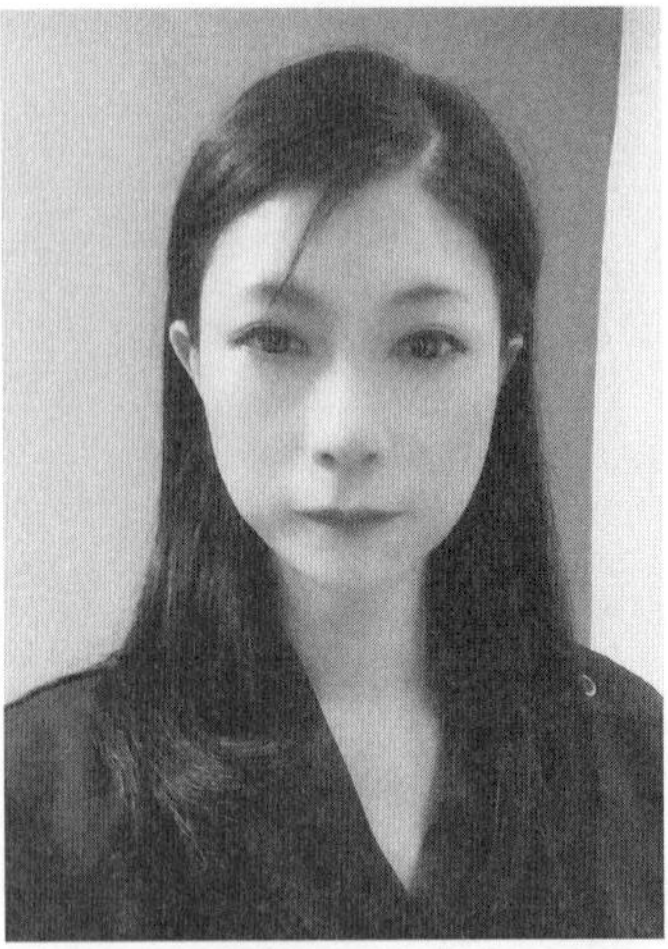

お客さんは女性が９割以上だというが、男性にも来てほしいと語る古賀院長

「営業時間内だけでなく、深夜に突然メールが来て、『今からできますか？』なんてこともありました。寝る時間を削って休みなく働いていましたね（笑）」

クーポン購入サイトのセールスポイントは何と言っても〝安さ〟だ。１回のチケッ

トは90分1000円で、時給換算すればコンビニのアルバイトに軍配が上がってしまう。

しかも、安さに魅了されてやって来るお客さんは、お金と効果にシビアな人も多い。当然、良いお客さんばかりとは限らず、素行に問題があったり、施術後、食事に誘われたり、中には「金を出せ！」と脅されて警察沙汰になったこともある。

毎日が修羅場だったと古賀院長は笑って振り返るが、たとえ素行が多少変わった人であっても変わらない愛情を注いで施術した。その人の一番こっている部分を揉んで痛みを取り、結果を出して喜んでもらうことが次回のチケット購入につながるからだ。

その結果、インターネットの検索履歴で1位になったこともあり、はるか彼方の九州や北海道からもお客さんが飛行機に乗ってやって来たこともあるという。

時には、お客さんに「あまり効果がないじゃないか」と言われることもある。今は誰でも簡単にレビューが書ける時代なので、お客さんにマイナスのレビューを書かれると評判はガタ落ちになる。悪いレビューを書かれないためにも結果を出さないといけない。

90分のうち約60分はマッサージをして、残りの約30分でお客さんのカウンセリングをして、その過程でお客さんに効果を納得してもらって次のチケットを買ってもらう。

「次から次へと美味しいラーメンを作っていたようなものでしたね」

そう古賀院長は述懐するが、誰もが知るキャッチコピーのように〝早い、安い、うまい（上手い）〟を実践する日々だった。睡眠時間を削るような過酷な日々でも心が折れずに続けられたのは、古賀院長自身が昔から持っている強いボランティア精神に起因するのかもしれない。

「私、〝世界平和〟のために戦っているんです（笑）。良い人が増えれば世界は平和になるでしょう。一人でも多くの人に良い人になってもらいたいから頑張れたという感じです」

〝骨は硬い〟という常識を覆す施術法

古賀院長がそうした〝世界平和〟を考えるようになったきっかけは高校時代にある。

当時、いじめられっ子だった古賀院長は、いつしか登校拒否になった。その間、近くの鶴見に住んでいた佐藤大吾さんに沢山の励ましを受け再び学校に行くようになり、今度は過去の自分のようにいじめられている生徒の相談に乗ってあげるうち、生徒会副会長に選ばれた。

それまで以上に朝から晩まで生徒の相談に乗るようになり、いじめられている子を助けに行ったこともある。すると、卒業する頃には一重だったまぶたが自然と二重になっていたという。自分の顔に自信がなかった古賀院長にとって、これは大きな変化だった。

「いいことをすると、いいことが返ってくるんです。卒業後しばらくして同級生に会ったとき、『整形したの？』って言われましたけど、それくらい顔が違うんですよ。もちろん、（整形は）

してないんですけどね（笑）」

高校卒業後は看護助手の仕事に就き、その後はエステティシャンとなった。だが、エステティックの効果に何となく限界を感じていた20代前半のある日、ダイエットのために足ツボマッサージの店に行った。そこの施術師が神ワザの持ち主だったのだ。

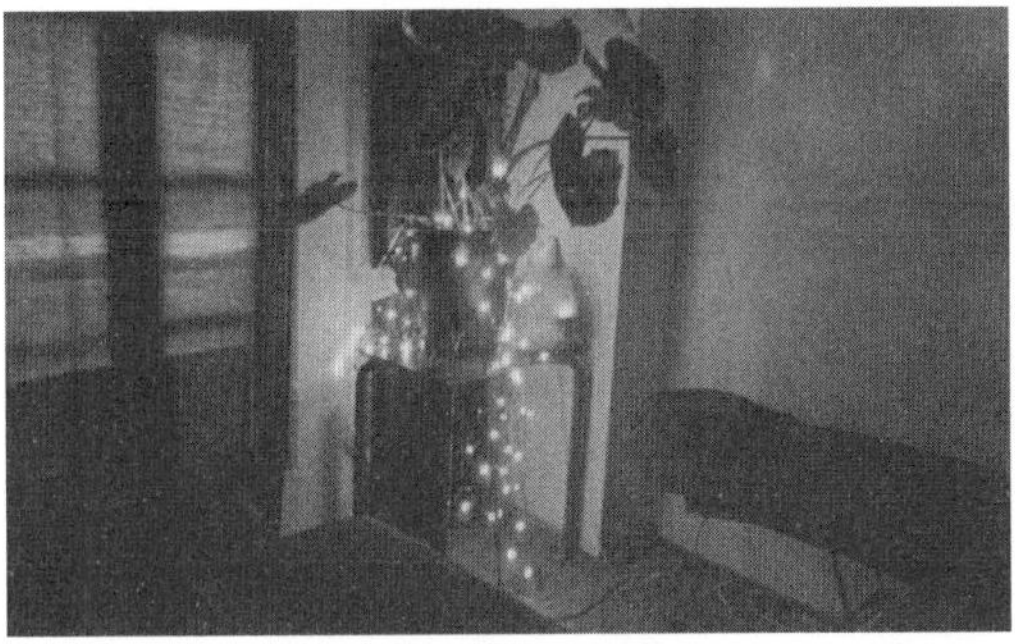

リラックスできる落ち着いた雰囲気の中で施術が行われる

わずか1か月の通院で、何と10キロのダイエットに成功する。週2、3回、計十数回の施術で10キロの減量効果だから、これはまさに神ワザと言っていいだろう。

それがきっかけで整体の学校に1年間通い、2005年に最初は自宅で出張整体サービスを開業する。当時はほかにも仕事をしていて二足のわらじ生活だったが、その後、鶴見の駅前に開業し、冒頭のクーポン購入サイトの話につながる。

その後、横浜・馬車道のマンションを経て、現在は旭区で開業している。

こうしてわずか数年で数千人に施術してきた経験と知識から、古賀院長は一つの持論に到達する。それは〝骨は硬くない〟という理論だ。

骨は硬くないなどと書くと、何をおかしなことを言っているんだとお叱りを受けるかもしれないが、古賀院長にとってはそれが常識なのだ。骨の形を変えれば全女性の憧れである小顔になることも可能だし、たいていの身体の不調は骨を矯正することで改善するという。

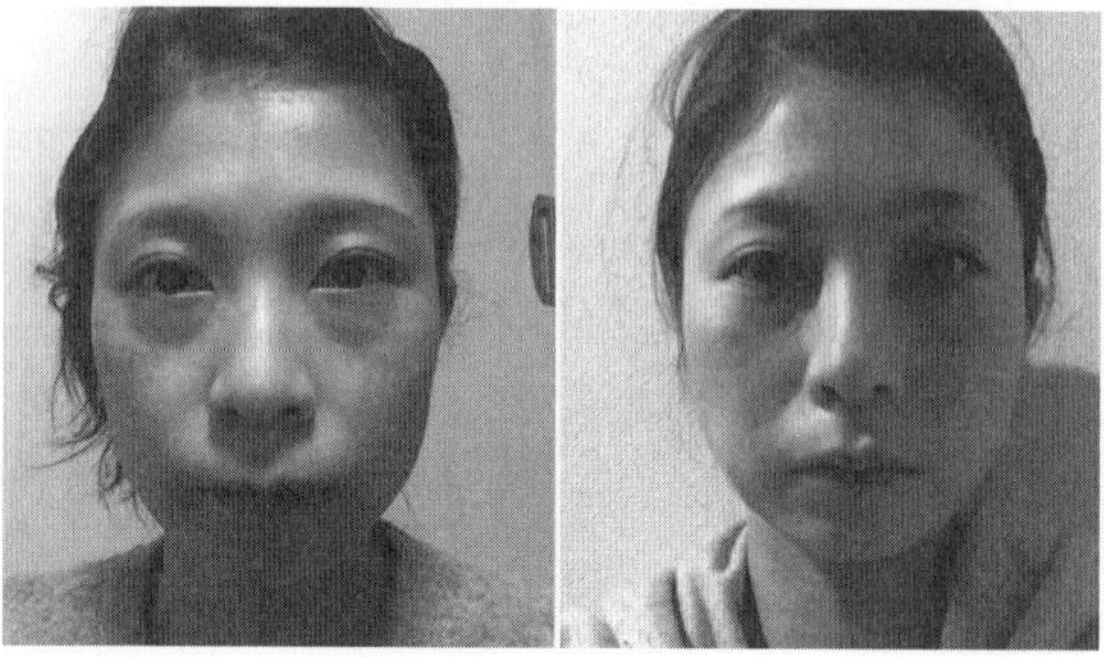

ご自身をモデルに、小顔矯正のビフォア（左）とアフター（右）。4回の施術後

「施術前の顔と全然別人になりますよ」

小顔矯正について、古賀院長はそう言って笑う。

実際、古賀院長が過去に撮った写真を見せてもらったが、顔の輪郭が確かに変わっているどころか、目、鼻、口の形やバランスが微妙に変わって現在の方が小さいし、若く見える。これは古賀院長自身が自分の手で自分の顔に施術した結果なのだ。

「整形じゃないですよ（笑）。〝魔法みたいな施術〟って言われたこともありますけど、骨は筋肉で引っ張られているから、動かすことができるんです。顔だけじゃなく、身体だってバービー人形のように変えられるんです。どこをずらせばどこに効果があるかわかるので、骨格矯正は彫刻作品を作るみたいな感じでできるんです」

その結果、小顔にするのはもちろん、童顔にしたかったり、逆に大人顔にしたかったりと、バランス良くカスタマイズしていくことでなりたい顔にしていくことが可能なのだ。と同時に顔の表面の脂肪細胞を潰すことで、たるみも減らすことができるという。

この二つの合わせ技の小顔矯正は施術前の写真と施術後の顔を比べれば一目瞭然。その点で〝早い、安い、うまい（上手い）〟ならぬ、「〝早い、安い、小さい〟です」と古賀院長は笑う。

自律神経系の不調も骨と筋肉がポイント

しかも、古賀院長がマスターした〝骨は硬くない〟理論を推し進めると、全身の不調を改善することも可能となる。なぜなら、自律神経は骨や筋肉と密接に関係しているからだ。

自律神経系の不調による症状――冷え症、肩こり、頭痛、不眠の場合などは、骨の形と筋肉の働きを正常に戻すことでたいていは解消できる。

「自律神経のバランスが崩れるのは、まず、首周りの骨が原因だと思います。骨と筋肉の関係を正常に戻せば、圧迫されていた自律神経が解放されて正常に働くようになります」

人間、同じ姿勢を続けていれば筋肉は硬くなってしまうもの。そして、骨は筋肉に引っ張られているので、骨も固定されてしまう。

現代人のほとんどは労働で腕を使い過ぎており、腕を使い過ぎると肩の骨が歪曲して猫背になり、首が飛び出て頸椎が真っすぐな〝ストレートネック〟になる。その結果、自律神経系が圧迫されてさまざまな不調が現れる……と、そこまでは既にわかっていることで、そこから先が古賀院長の神ワザとも言えるが、治療のポイントは「腕（肩）」と「腸」にあるという。

まず、「腕（肩）」に関しては、現代人は首の第一頸椎と第二、第三頸椎が曲がっていることが多いのだが、その原因は長年の労働や姿勢の癖などによって、首の背後の棘下筋や大菱形筋などの筋肉と、肩周りの三角筋や上腕二頭筋などの筋肉がゆがんでいることにある。

その人の骨を見極めた上で、その微妙な因果関係をマッサージして正常に戻す。それによって骨と筋肉の関係も元に戻り、自律神経が正常に働くようになる。

「まずは、ストレートネックの改善が一番大事です」と話すように、こちらは頸椎が真っすぐになったストレートネックからくる頭痛やめまいなどの改善も古賀院長の得意な分野だ。

もう一つ、「腸」がポイントという説の〝肝〟は背骨にある。

その前提として、まず、腸が重いと首はもちろん身体全体が傾いて姿勢が悪くなるという。

その意味で、最初は腸の働きを改善するためにマッサージをする。その際、腸を覆う膜が硬くなっているのを柔らかくほぐすのが第一歩だという。

そして、腸の膜が柔らかくなったら、次は腸を丹念に揉んだり、まぜたりする……ぬかみそのように。その後に、腹部の背骨の周囲にある下後鋸筋や腰方形筋、大腰筋などをほぐす。そうすると、お腹側から背骨に触ることが可能になるという。

お腹側から背骨に触れるというのも驚きだが、そこから先の施術は非常に微妙な表現となってくる。古賀院長によると〝背骨のすき間に穴を空ける感覚〟でマッサージしていくという。そして、脊髄の並びを正中線のように綺麗に、あるべき形に戻すわけだ。

「この方法はオリジナルの施術で、お客様から『初めて受ける施術です』と言われます」

古賀院長のこれまでの知識と経験、それと自身が海外の一流ホテルで受けたマッサージやいろいろな先生に施術を受けた体験を基に、それらの良い部分を全て取り込んで生まれたものだという。そうやって、背骨の中で圧迫されている自律神経を解き放ち、交感神経と副交感神経の働きを正常に戻すことで身体の不調が改善されるという仕組みだ。

――以上のように骨と筋肉を正常に戻すことで、小顔矯正から自律神経系のあらゆる不調まで改善することが可能なのだ。

こうした古賀院長の施術効果は半永久的なのだが、そうは言っても、その後の生活習慣によって効果が薄れてしまうこともある。

「基本的に身体が悪い人は悪い習慣を続けているんです。〝施術した個所には触らないで〟と言っているのに触ってしまう人もいらっしゃって、そうなると自律神経も乱れてきます。そうならないように心のケアというか、施術中にカウンセリング的なこともしています」

一人ひとりに愛情込めて施術する

実はこの、患者さんに寄り添う治療法も大事なところで、先に話した〝世界平和〟というや や突飛な表現とリンクする部分と言っていいかもしれない。

古賀院長は常に「愛情」を込めて施術していると話すが、お客さんすら気づいていない、真の悩みに気づかせてあげることができるからこそ、リピーターが多いとも言える。

「私が10のことを話したとしても、相手の心に伝わるのはせいぜい1個か2個です。そういう方たちに3個も4個もわからせようとすると、今度は私が11個も12個もやらないといけません。でも、私はどんな相手にもそれをひたすらやってきました」

長年の経験から、来院したときの表情やしぐさ、座り方やドアの開け閉めなど行動パターンで生活環境や、その人が抱えているトラブルもだいたいわかるという。それでもなかなか本音を明かさないお客さんに対しては、心をほぐして本音を出してもらうためにも誠心誠意、愛情を尽くすという。痒いところに手が届くように、その人がして欲しいことをしてあげるのだ。

先ほど、不調が戻ってしまう人がいるとも書いたが、古賀院長によると、戻ってしまうのは心のバランスが悪い人で、戻らずに結果を維持できる人は素直な人が多いという。戻ってしまう人は愛情が足りない人が多いそうで、愛情が欲しいから逆の行動をしてしまうとか。

これらは整体の枠にとどまらないなかなか難しい問題だが、古賀院長はそこから逃げず、お客さんに愛情を持って親身になって接している。

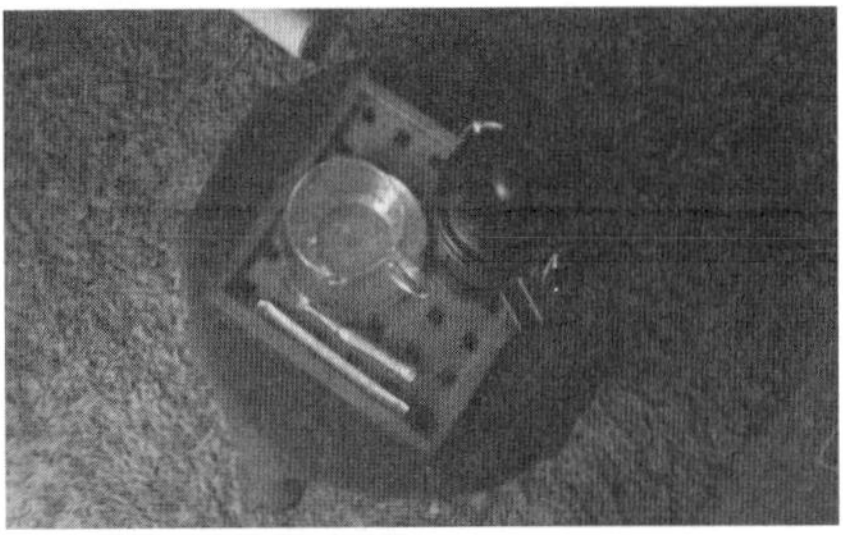

施術後は中国茶を飲みながらカウンセリングを行うことも

「ダイエットに挑戦していながらポテトチップスを平気で食べて、『やせない、やせない』と言っている人も結構います。中にはパーソナリティー障害のような方もいらっしゃいますので、そういう場合は心療内科の医師を紹介することもあります」

これらは全て、世の中がより良くなって欲しいという古賀院長の強い思いゆえのことだ。

実にいろんな方が心と身体の〝癒し〟を求めてやって来て、何やら現代の駆け込み寺のような様相を呈しているが、それも的外れではない。なぜなら、古賀院長が目指しているものは〝大人のディズニーランド〟だからだ。

ディズニーランドと言えば〝夢の国〟だ。疲れた大人にとっての夢の国とは身体と心が癒されてリフレッシュできる場所と考えれば、あながち遠い存在ではないかもしれない。

華奢な身体で日に6人も7人も施術されていたなんて信じられないが、終始笑いが絶えず、エネルギッシュに話す姿を見ていると、こちらも元気をもらったような気がしてくる。

「私が元気になると相手も元気になるんです。人の役に立ちたいと思えば化学反応が起きて、その気持ちがみんなに広がるんです。もっと、もっと役に立ちたいと思っています。夢は世界平和、地球平和、SDGs（持続可能な開発目標）の実現です」

そう言って古賀院長は明るく元気に笑った。この笑顔と確かな技術力が、リピーターを離さない理由の一つであることは間違いないのだろう。

（取材・文／萩原）

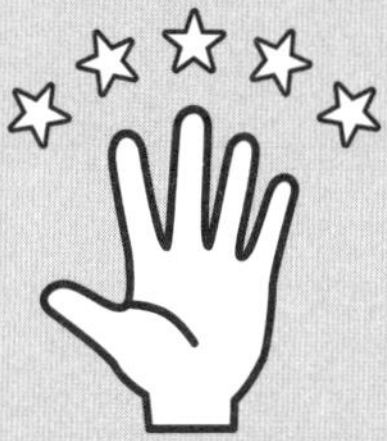

— 自律神経を整える神ワザ治療院15選　首都圏版 —

五木田啓太院長

リフレックス ボディ オフィス（神奈川県鎌倉市）

痛みだけでなく古傷や心のSOSも改善
2歳から103歳まで通う「免疫整体」の達人

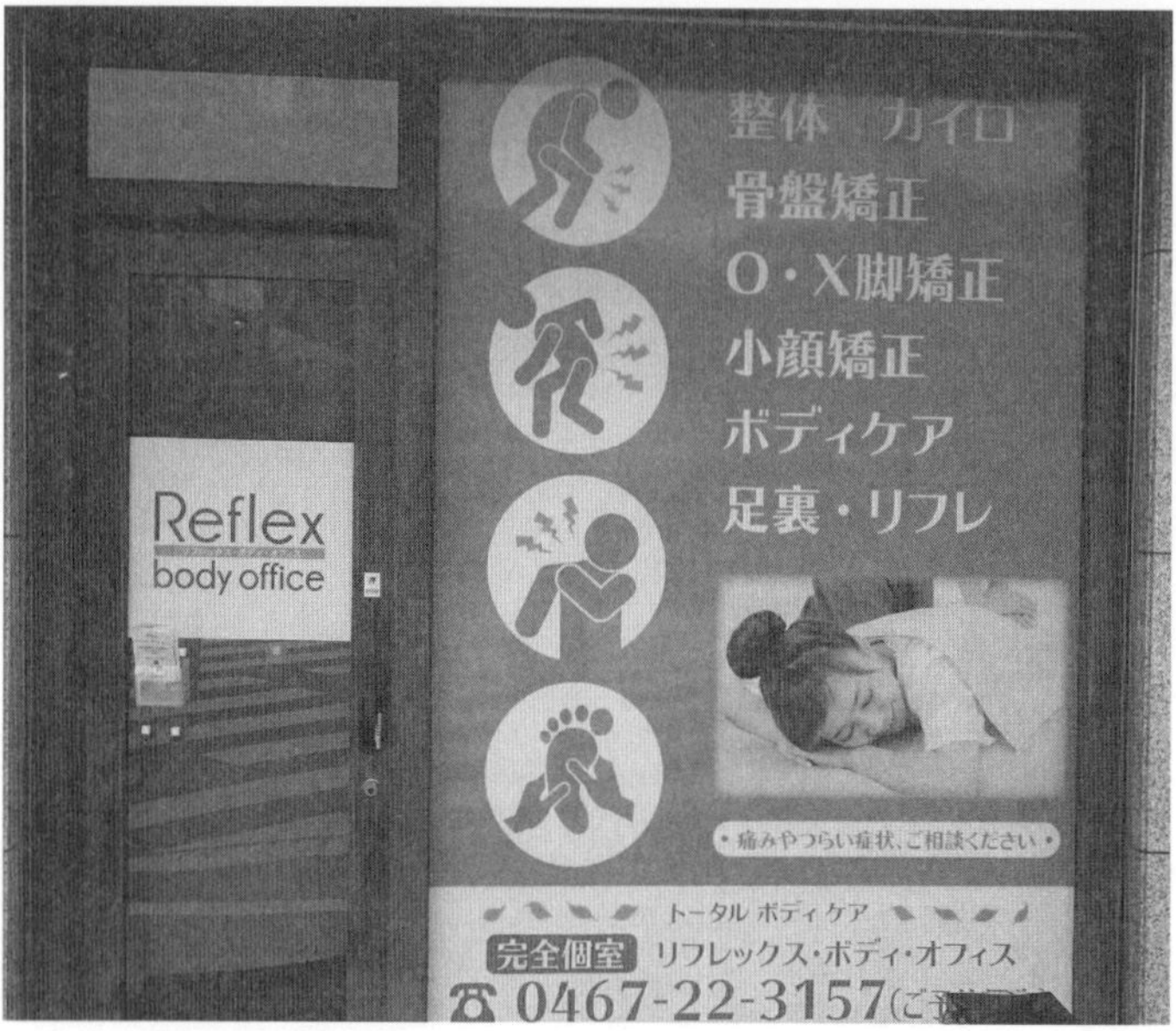

院の入口。信号機付き交差点の角を曲がってすぐ

改善率ナンバー1の「自律神経免疫整体」

　いつも観光客で賑わう古都・鎌倉の玄関口、JR鎌倉駅の西口から市役所方面へ歩いて最初の交差点の角に、『リフレックスボディオフィス』がある。最寄駅から徒歩わずか1分のビル1階という、わかりやすい立地。ガラスのドアを押し開けて入ると、親しみやすさ全開の笑顔で、青い治療着《ユニフォーム》をガタイよく着こなした五木《ごき》田《た》啓《けい》太《た》院長が迎えてくれた。

　こちらの治療院では、整体とカイロプラクティックをベースに、患者さんのリクエストを極力くみとった細やかな施術を行っている。施術のコースは四つ。身体の疲れをとる揉みほぐし中心の「リラックスコース」、痛みやつらさを根本から治療する「メンテナンスコース」、O脚・X脚や顔のゆがみ・顎関節症など外見にかかわる矯正を行う「美容整体コース」の三つに、「お任せコース」を加えたラインナップである。そのメンテナンスコースの中に、「自律神経免疫整体」（30～40分）という、注目のメニューがある。

五木田院長はこの20年間に、のべ2万5000人以上の治療実績がある。自律神経に注目し、そこにフォーカスした特別メニューをつくったのは5年ほど前だそうだ。

「きっかけは、従来のやり方だけでは限界だったからです。良くなる人もいれば、ならない人もいる。なぜ違いが出るのか？　どうすればもっと多くの人を治せるのか？　本をたくさん読んで、治らない理由を突き詰めていって、自律神経だ！　と気づきました」

とくに新潟大学医学部名誉教授・安保徹氏（免疫学者、1947～2016年）の著書を読んで勉強した。昨今にわかに「自律神経」が話題だが、安保先生はかなり以前から、その重要性を説いていた。

「安保先生は時代を先取りしすぎていて、今やっと世間が追いついてきました。僕の施術は、安保先生の理論が軸になっています」

患者さんからの切実なニーズもあった。それに気づいたのは、五木田院長が問診をとても大切にしているからだ。記入してもらう問診票のチェック項目は細かく、丁寧な聞きとりで信頼関係を築きながら、治療のポイントを探る。雑談から、本人も忘れていた大昔の足首の捻挫の古傷を突きとめ、そこを治療したら全身症状が改善したケースもあるそうだ。

ある日、腰痛で来院した人の問診票を見て、「めまい」「冷え症」など多くの症状にもチェックが入っているのに気づき、詳しく話を聞いた。

「来院のきっかけは腰痛だけど、ほかの自覚症状もたくさんあった。その全部をとってあげたいと思いました。よくよく見ると、自律神経系の不調が多い。そこに特化した治療を目指したほうがいいのではないかと気づいたのです。それで研究を重ねて施術すると、明らかに完治率が上がってきました。現在、当院でもナンバー1の改善率です」

五木田院長は、「僕は医者ではないので、〝治る〟という言葉はあまり使えませんけど」と前置きしながら、明言した。

「自己免疫疾患のシェーグレン症候群やリウマチも、自律神経の乱れが元凶です。自律神経のバランスが崩れて、自分の免疫が暴走して正常な細胞を攻撃している状態ですね。交感神経が優位で偏ったままなのがよくないから、そこのバランスを正常に戻すと、つらい症状を幅広く改善できることがわかってきました。それで自律神経免疫整体コースをつくったら、うつやパニック障害などメンタル面の不調も、改善率が上がってきたのです」

いま多くの人が自律神経の乱れで悩んでいる

そもそも自律神経とは何なのか。なぜ不調が出るのか。

「人の身体は自律神経、免疫、ホルモン分泌という三つ、この三角形《トライアングル》がバランスよく保たれることで健康を維持しています。その中でも自律神経が一番重要で、これが調子を崩すと免疫も下がるし、ホルモン分泌も悪くなって病気につながります。逆に言うと、自律神経の乱れを正せば、免疫不全やホルモン分泌異常の改善につながります」

自律神経には交感神経（緊張）と副交感神経（リラックス）があり、バランスをとりあってうまく働く。片方が高ぶってバランスが乱れると、身体も調子を崩す。めまい、耳鳴り、不眠、食欲不振、動悸、イライラ、しびれ、痛み、発汗障害、倦怠感、強い憂鬱感などが典型的な症状だ。薬を飲んでも治らないことが多く、悩んでいる人がたくさんいる。

「いま自律神経のバランスを崩して不調な人はとても多いですね。本当にすごく多いです」

コロナ禍の影響が深刻だ。不安、運動不足、さまざまなストレス。リモートワークで公私の境目がなくなり、つねに仕事モードで交感神経が緊張しっぱなし。さらにこの夏、記録的な異常気象、猛暑に見舞われた。身体に支障が出ないわけがない。

「暑い、だけで大きなストレスです。体温調節は自律神経の大事な仕事で、すごくがんばってくれているんですね。そこに他のストレスも加わると、ストレス過多で身体の調子を崩してしまう。肉体的、精神的、環境的という三つのストレス要因が重なってしまうときついので、1回リセットして身体を回復させる時間をつくったほうがいいです」

「上部頸椎」のピンポイント調整が自律神経改善のカギ

自律神経免疫整体では、まず問診、次に視診、触診、身体のゆがみのチェックなど一連の検査を行う。それから実際の施術に入る。

「自律神経免疫整体では、整体とカイロプラクティックに加えて、頭蓋骨のオステオパシー、内臓のマニピュレーション、電子鍼《でんしはり》など、あらゆる技術を患者さんの状態に合わせて使います。そこが他のコースメニューとの違いです。手技で筋肉をゆるめ、関節や骨格の調整をするだけでなく、最新の機器を使って安全で確実な施術を行います」

電子鍼で自律神経に関わるツボ（経穴）を刺激し、気とリンパを流す。次にオステオパシー（頭蓋骨調整）で脳脊髄液を流し、自己回復力を促進する。必要があれば内臓のマニピュレーションも行う。というが、内臓のマニピュレーションとは何だろうか？

「内臓は、お腹の中に筋肉でぶら下がっているだけなので場所がずれることがあり、すると働

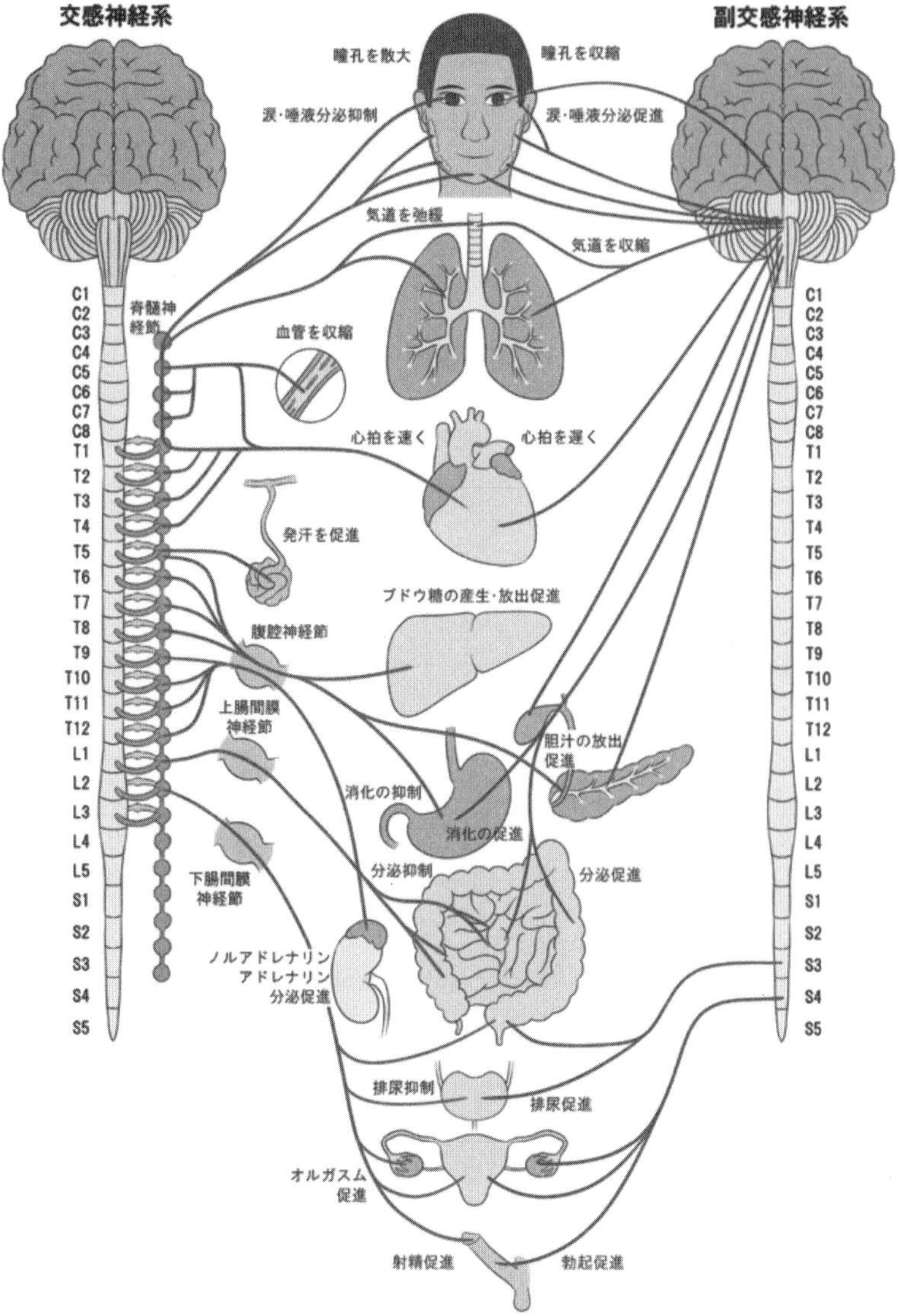
交感神経系
副交感神経系
瞳孔を散大
瞳孔を収縮
涙・唾液分泌抑制
涙・唾液分泌促進
気道を弛緩
気道を収縮
脊髄神経節
血管を収縮
心拍を速く
心拍を遅く
発汗を促進
ブドウ糖の産生・放出促進
腹腔神経節
上腸間膜神経節
胆汁の放出促進
消化の抑制
消化の促進
分泌抑制
分泌促進
下腸間膜神経節
ノルアドレナリン
アドレナリン
分泌促進
排尿抑制
排尿促進
オルガスム促進
射精促進
勃起促進
C1 C2 C3 C4 C5 C6 C7 C8
T1 T2 T3 T4 T5 T6 T7 T8 T9 T10 T11 T12
L1 L2 L3 L4 L5
S1 S2 S3 S4 S5

身体の各部位との関係がわかる自律神経系統図

きが落ちます。ここを調整して血流を良くし、内臓の働きを活発にします。脳腸相関という言葉を聞いたことありませんか？　腸のマニピュレーションをすると、そのリアクションが脳に届きます。自律神経は脳の視床下部が司っているので、効果があります」

そして、カイロプラクティックで骨格のゆがみを調整する。自律神経に直接関わるのは首の頚椎で、そこを重点的に治療する。

「頚椎の上から1番、2番は上部頚椎といって、自律神経の通り道なので、ここのずれやゆがみで圧迫がかかったままだと、ほかの何を治しても改善が難しいです。当院では、そこをピンポイントで治療できます。この矯正は難しく、できる治療院は少ないです」

とはいえ、通常のカイロプラクティックのように首をひねってボキボキいわせるような施術を想像すると、ちょっと怖いかもしれない。

「心配しないで。ボキッと鳴る手技もよく効きますが、やりません。とくに上部頚椎は、専用の器具を使って、もっとピンポイントで調整します。骨を動かす力加減を設定でき、安全性も治療効果も高いです。ただ僕も気持ちのいい治療をしたいので、よくお話しして納得いただいてから行います。それでも不安なら、違う治療法を探すのでご相談ください」

最後に、効果が出たかどうかをチェックする。ポイントは、（1）頭の重さを手で測り、治療前よりふわりと軽くなっていれば、脳脊髄液の循環と代謝が改善されている　（2）みぞおち付近の「太陽神経叢《たいようしんけいそう》」（自律神経の束）を触ると柔らかく、押しても痛まない（3）頚椎が正され自然に正しい姿勢がとれている……等だそうだ。

「患者さんは家族」だから健康人生までサポートしたい

必要があれば、分子栄養学に基づく食事やサプリメントの指導も行う。自律神経系で悩む人の多くが、タンパク質やミネラルなどが不足し栄養の偏った「質的栄養失調」の状態で、身体を治す土台ができていない。「治る、治らない」の個人差には複合的な要素がからむが、とりわけ栄養の占める重要度が大きいと、五木田院長は見ている。だから問診で小麦や乳製品の摂取など食生活も確認する。栄養指導を始めてさらに改善率が上がったそうだ。

「痛み、症状が消えてゴールではないんですね。うちの治療方針としては、ずれやゆがみがとれて正常に戻った上で、再発しない状態にまでもっていきたいんです」

五木田院長は、「患者さんは家族だと思っています」と言う。多くの人を助けたい、救いたいという思いで治療にあたっている。

前職は、消防士だった。大学で経済学を学んだが、幼少期から野球、バスケットボール、アメリカンフットボールとスポーツに打ち込み、身体を使う仕事がいいと消防士になった。厳しい訓練で鍛えられ、災害現場に数多く出動し、救急隊員としても救助にあたった。肉体的には過酷だが、やりがいを感じていた。でも、次第にもどかしさが募っていった。

「救急救命のための医療行為は〝特定行為〟といって制限されていて、消防士はほとんどできないのです。現場へ駆けつけ一刻を争う状況の中で、自分が対処できれば助けられた命かもしれないのに、それができない。フラストレーションが大きかったです」

小学生の頃、同級生の家が火事になり両親だけ助かって、子供3人が犠牲になった。中学生の頃、仲の良かった従兄がバイクの事故で亡くなり、「最初の手当てが間に合っていれば助かったかもしれない」と聞いてさらにショックを受けた。そんな記憶もあって、「自分の手で救いたい」という思いが強い。ついに28歳で消防士を辞め、学校やセミナーに通って整体とカイロプラクティックを学びながら、千葉県で出張治療を重ねて臨床経験を積んだ。2年後に地元の鎌倉市で治療院を開き、現在に至っている。

なぜ臨床家の道を選んだのか。きっかけは、消防士時代に坐骨神経痛で歩行困難になったことだ。消防士は職業柄、腰痛持ちが多い。整形外科に通ってまったく治らなかったのが、人の紹介で受けたカイロプラクティック1回で劇的に治った。心底驚き、消防学校で救急を学んで身体のことに興味もあったので、在職中から独学で勉強を始めていた。

公務員である消防士を辞めたとき世間は不況のまっただ中で、周囲の誰にも理解してもらえ

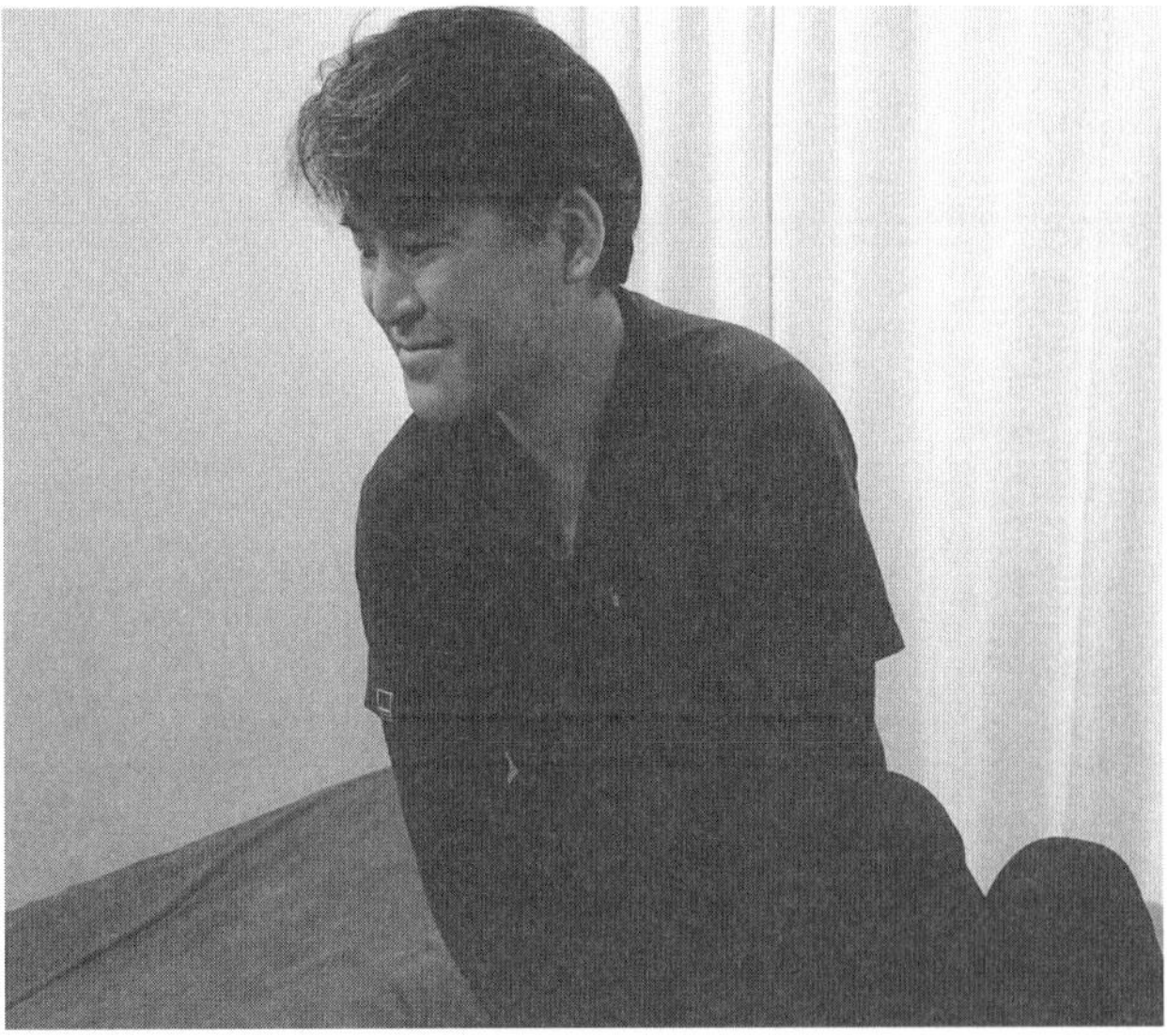

施術中の五木田院長

なかった。でも転職して最初に治療した患者さんは精神科に通いながら腰痛に苦しんでいたが、劇的に治ってとても喜びしんでいたが、劇的に治ってとても喜び感謝してくれた。そのことが今も忘れられない。この手で治して、直接お礼を言われ、報酬もいただける。なんてすばらしい仕事なのだろうと思ったそうだ。

「消防士もやりがいがありました。でも僕は気が短いのかわかりませんが、やったことに対して評価がダイレクトに返ってくるこの仕事が合っている。好きなんだと思います」

リフレックスボディオフィスの患者さんは現在9割が紹介で、はるばる東京都内からも通ってくる。これまでの最年少は2歳のお子さんで、おそらく出産のときに生じた頭部の変形を矯正した。最高齢は103歳の女性で、カートを押しながら歩いて来院し、腰と膝の痛みの治療を終えると、また歩いて帰っていった。

「あのときは感動しました。いくつになっても治したい、生きたいという意欲が強いんですね。お元気で、もっともっと長生きされると思います」

最後に、自分でできる自律神経の落ち着け方を教えてもらった。第一は、正しい姿勢を心がけること。背筋を伸ばして、耳が肩に自然に乗っているのが正しい姿勢。これなら重い頭が前に出ず、頸椎の負担を減らせる。第二は、歩くこと。7000歩程度の軽い運動がいい。第三は呼吸法で、吸う・吐くを1対2で行う。5秒吸ったら10秒で吐いてみよう。

「もっと大事なのは、がんばりすぎないこと。がんばりすぎると交感神経が緊張して、自律神経が乱れやすいです。つねに100パーセントを目指さないでいいんですよ」

ただし、ヨガマスターでもない限り自律神経を完璧にコントロールするのは困難なので、つらいときは遠慮せず専門家に頼ってほしいそうだ。早く治療すればするほど治りも早い。

「うつ状態で家にこもりがちだったのが、施術で調子がよくなり、鎌倉散策を楽しんで帰った、と報告してくれた患者さんもいます。せっかくだから、治療のついでに鶴岡八幡宮のお参りでもして、楽しんでもらったらいいですね、自律神経のためにも！」

（取材・文／重松）

— 自律神経を整える神ワザ治療院15選　首都圏版 —

佐保田満美院長

マミ鍼灸院

（東京都渋谷区）

自律神経のバランス測定により効果が一目瞭然
最新研究で「気持ちいい鍼灸」をアップデート

大学研究から生まれた「良導絡自律神経調整法」

渋谷駅、代々木八幡駅、代々木公園駅から徒歩約10分。代々木公園の西側に広がる閑静でおしゃれなエリア「奥渋谷」に、自律神経系のつらい症状でお悩みの人なら見逃せない『マミ鍼灸院』がある。なぜなら、「自律神経のバランス測定データをもとにした施術で、納得感がある」からだ。それはどういうことなのか、佐保田満美《さほだまみ》院長に聞いてみた。

「ひとくちに鍼灸といっても、ノウハウを統一して世界に広めた中国鍼灸とは違い、日本の鍼灸は複雑なんですね。さまざまな方法、流派があります。その中でも比較的新しい、昭和25年に京都大学の中谷義雄博士が開発した《良導絡《りょうどうらく》自律神経調整法》の現代型を、当院では行います。施術の前後に自律神経のバランスを測定してグラフ化し、変化がひと目でわかるのが特徴です」

中谷博士は京都大学医学部生理学教室で、鍼灸治療のツボ（経穴）と皮膚電気抵抗の関係を研究した。腎臓疾患の患者の

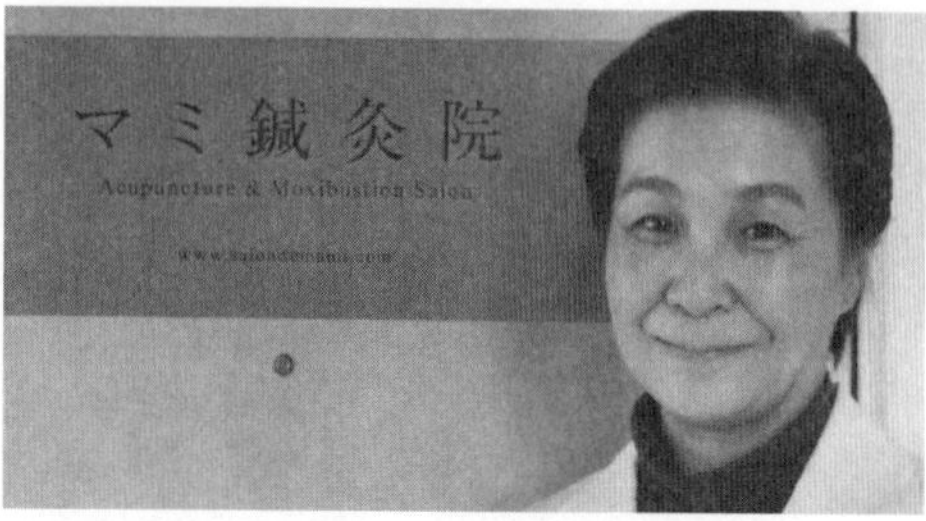

「実家に帰ったつもりでくつろいでくださいね」と微笑むマミ先生（佐保田院長）

皮膚に検査器具を当てて電気抵抗値を測定し、電気の通りやすい部位（反応点）があることを発見。そこから肺や肝臓など、ほかの臓器でもそれぞれ関連する反応点を確認し、これを良導絡《りょうどうらく》と名付けて新理論を立て、学術論文を発表した。この良導絡理論による鍼灸を、良導絡自律神経調整法という。経験則の多い鍼灸に、大学研究から生まれたエビデンスにもとづく治療方針を導入したことが、ほかの流派との違いだそうだ。

「健康な人は、朝には交感神経が上昇してスッキリ目覚め、夜には副交感神経が上昇してリラックスしながらスムーズに眠れます。この交感神経と副交感神経のスイッチがうまく切り替わるのが、自律神経の正常な状態です。でも、強いストレスや疲労が蓄積して慢性化すると、うまく切り替わらず、自律神経が乱れ、からだの痛みや病気を誘発してしまいます。逆に、ケガや病気のストレスで、自律神経が乱れることもあります」

マミ鍼灸院では、まず皮膚上に24個ある反応点（良導絡）の電気抵抗を測定し、自律神経のバランスがよくない部位を見つける。つづく鍼灸などの手技で、問題箇所を改善するツボに刺激を与え、からだ全体の調子を整える。最後に再度、良導絡測定をして変化を確認する。

1回の施術で目立って改善される人もいるが、不調が長い人、ずっと睡眠薬などを飲んできた人では変化がおきにくいケースがある。ただ、回数を重ねれば徐々に改善され、不調がひどかった人でも数か月ほどでバランスが整うそうだ。

「自律神経のバランスがよくなると、日中はスッキリして、夜にはよく眠れるようになります。不思議とお肌もきれいになる人が多いです。アトピー性皮膚炎が改善する人もいます」

自律神経測定データでいまの健康状態が一目瞭然

実際の施術は、どういう手順で行われるのだろうか。

「まずは、いまどんなお悩みがあるか、くわしく話を聞きます。お茶を飲みながらリラックスしてお話しいただけます。その後、お着替えしてもらってから、自律神経を測定します。その結果をベースに鍼灸をしていきます」

ジムに一所懸命通いすぎて筋肉痛になったから治してほしい、などという本人のリクエストでも、とにかく全員自律神経を測定するそうだ。

佐保田院長は、良導絡測定機の本体とノートパソコンを用意し、患者さんの手首、足首の表裏を、測定器具の先でピッ、ピッと指すたびにパソコンのキーボードを叩く。その手慣れた早業で、モニター画面に計測データがどんどん入力されていく。左右の手で6＋6、左右の足で6＋6と計24の良導絡測定が終わると、パソコン上では3種類のデータ表、棒グラフ、レーダーチャートがもう完成している。

佐保田院長は、その「良導絡測定表」をすぐプリントアウトして患者さんに見せ、解説する。必見なのは、肺、血管、心臓、小腸、リンパ、大腸、脾臓、肝臓、腎臓、膀胱、胆嚢、胃という12の部位に関わる自律神経の状態がひと目でわかる、棒グラフとレーダーチャートである。

「まず棒グラフを見て、平均値の±10が正常の範囲です。左右の手足で測るので2本ずつ線がありますが、だいたい利き手、利き足が高く出ます。上がりすぎ・下がりすぎの部位があったら、調整したほうがいい。鍼灸で刺激を与え、自律神経のバランスを整えていきます」

データには「調整点」といって、問題の見つかった反応点のバランスを整えるのに効く良導絡の名前も、自動計算で表示される。

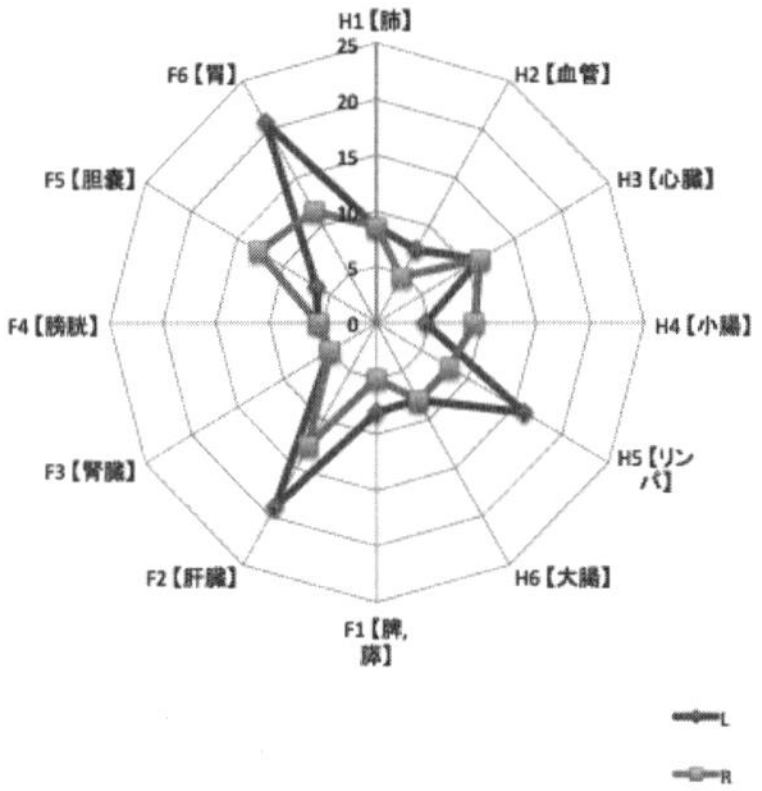

自律神経が乱れたレーダーチャート

12の部位のバランスを示したレーダーチャートが、あまりデコボコせず丸い方が健康的。1箇所だけ、とくに肝臓の数値が突出して高く、チャートに長い角ができてキノコ型に見えるのを通称「ストレスマッシュルーム」といい、自律神経の失調が疑われるという。

「ただ、昭和25年ごろと今のライフスタイルはかなり違うので、昔のままの算出方法だと健康な若い人でも理想的な丸いチャートになりません。そこで、独自にデータを調整しています」

佐保田院長は大学院で心身健康科学の研究をつづけ、実験データを施術にも生かしている。自律神経と慢性疲労、睡眠障害を主なテーマとした研究成果を修士論文としてまとめる予定だ。

人生3回目で鍼灸師

佐保田院長は、40代半ばまで鍼灸とは別世界にいたそうだ。静岡県に生まれ立命館大学を卒業後、ご本人いわく「名もない販促会社に就職してコピーを書く下働き」を務めたのち結婚。子育てしながら、外資系への転職をサポートする人材会社を起業したご主人の仕事を長年、事務方としてサポートしてきた。

無類のデータ解析好きで、会社の人材データを整理するうちに、ある傾向に気づいたそうだ。

「とても優秀なのに、体調がすぐれなくなって転職を考える人、職種を変えなきゃいけない人が、かなり大勢いるとわかってきたのです。体調さえよければもっとお給料のいい会社に紹介できるのに、何か手助けできないかと、ずっと方法を探っていました」

会社の関係で約4年間アメリカのシアトルに住んだ。その時、アメリカの女性イメージが変わった。子供の学校で知り合った同年代の「ママ友」が看護師をしながら医師になるため勉強していると聞き、衝撃を受けた。帰国後、法政大学の社会人大学院で経営学修士号を取得。さらに産業カウンセラー、キャリアカウンセラーの資格を取って転職希望者のカウンセリングを担当し、仕事や健康面の悩み相談にも乗った。

「でも当時、心理カウンセラーは基本的に相手の身体を触ってはいけないと言われていました。あまりにガチガチの肩をちょっと叩いてほぐしてあげたくてもダメなんです。触られた側に依存心が生まれてしまうから、という理由でした」

しかし、その後「手で触ることが症状改善に役立つ」というタッチセラピーの研究に出合った。しかもそのルーツは東洋医学のツボ理論らしい。

「手で触ってもいいのだとわかり、しかもそのルーツが東洋医学。しっかりやるなら鍼灸を学んだほうがいいんじゃない？　と思って、それでこの道にたどりついたのです。だから今は、人生3回目くらいなんですよ」

と、佐保田院長は笑う。50歳手前から鍼灸の専門学校に入学し、学内外で熱心に学んだ。無類のデータ好きにうってつけの良導絡自律神経調整法は、学会主催のセミナーに参加して修得した。鍼灸を学び始める年齢が遅かった分、元から好きだった生理学や解剖学の知識を結びつけて納得しながら覚えられた。

「だから今も、横断研究を取り入れながら臨床しています」

さほど平坦でもない人生を歩んできた。子供2人を育て上げ、脳梗塞で倒れた姑の介護もしてきて、経験や知恵とともに医療現場の人脈があった。北里大学東洋医学研究所を始めいろいろな病院や治療院で研修させてもらった。

専門学校を卒業、鍼灸師になった2016年にマミ鍼灸院を開業した。開業時からの患者さんのほとんどが今も通ってくる。場所柄、外国人観光客も看板を見かけて訪れる。10日間の来日中に8日連続で通ったドイツ人から、1年経った今も健康相談のメールが届くという。

「当院の患者さんは受験生の年代からいますが、40、50代が多いです。50代の方、かなり疲れています。疲労が蓄積すると原因不明の体調不良、不定愁訴が出てきます。それが6か月以上つづくと、慢性疲労症候群という病名がつきます。主な症状は、睡眠障害、うつ傾向、身体の痛みです。そうなる手前で食い止めるのに、鍼灸が役立つと思うのです。お薬のような副作用がないのもいいですね」

心がけているのは気持ちいい鍼灸

佐保田院長が自律神経の調整で一番心がけているのは、「気持ちよさ」だそうだ。

「ガツンと効く強い鍼も打てます。交感神経を上げたい場合に使います。でも、強い刺激はストレスなんです。多くの人には使いません」

気持ちよければ、副交感神経が優位になってリラックスできる。

「そのため、鍼は極細で打った感じもほとんどわからないくらいのを選びます。お灸も火傷するほど熱くはせず、身体の冷えとりが基本。内臓を温めると芯から温まってリラックスできるので、手技に入る前にお腹の上に箱灸を置いて内臓を温め、ゆっくり休んでいただきます」

東洋医学の五行分類では、喜怒哀楽などの五つの感情と五つの臓器が相関しているそうだ。怒は肝、喜（笑）は心、思（考）は脾、憂（悲）は肺、恐（驚）は腎である。「笑う健康法」もあるが、東洋医学では喜びすぎ、笑いすぎは心（心臓や精神を含む概念）を傷つけるためあまりよくないとされる。心電図上も、興奮で交感神経が高ぶり心拍数が上がるのがわかる。

「自律神経を整えるためには、感情が動きすぎないことが大事。だからこそ、みなさんに気持ちいい、リラックスできると感じてもらえる鍼とお灸を心がけています」

佐保田院長は、「ポリヴェーガル理論」も施術に取り入れている。

ポリヴェーガル理論（多重迷走神経理論）とは、アメリカのイリノイ大学精神医学部名誉教授ステファン・ポージェスが提唱した行動神経科学分野の新しい理論である。自律神経のなかの副交感神経を「背側迷走神経」と「腹側迷走神経」に分け、それと交感神経の三つが段階的に動くことで心身の状態が決まる、というのが概要だ。

「人がストレスを受けたときの反応は、戦うか・逃げるか、なんですね。ストレスを受けると、まず腹側迷走神経複合体が、それを緩和しようとします。でも強いストレスが長引くと、緩和が機能しなくなり、交感神経が反応してイライラし、さらに背側迷走神経複合体が防御反応を起こして『凍りつき』の状態になります。抑うつ、失神などのショック状態です。当院ではこの理論をふまえて自律神経の経路にアプローチし、つらい症状の緩和を目指します」

交感神経は背骨と背中、副交感神経は脳の延髄と骨盤周辺が重要なポイントで、患者さんの状態に合わせて施術する。また、東京脳神経センターの報告によると、自律神経系の不定愁訴がある人の多くに「首のこり」があるという。

「首、頚椎は大事です。だから鍼で首のこりを取るのが、施術の始めの大きなステップです」

佐保田院長は、「私自身のこだわりって、あるようでないんですよ」と言うが、気持ちよさを追求するため使用材は吟味している。鍼は安全品質の国産メーカーで、太・細・長・短、いろいろストックしている。極細タイプの鍼は、金属というより剛毛のようなしなやかさだ。

初めて鍼治療をする人には、怖くないようにデモンストレーションをする。鍼を見せ、触らせ、打ち方を説明する。自律神経調整のために刺す深さは皮膚表面のみ5ミリ程度まで、3秒ほどで抜く。実際に打ってみせ、痛くなかったか確認する。

「鍼を打ち20分ほどおく場合もありますが、自律神経調整では電気で時短できるので、すぐ抜

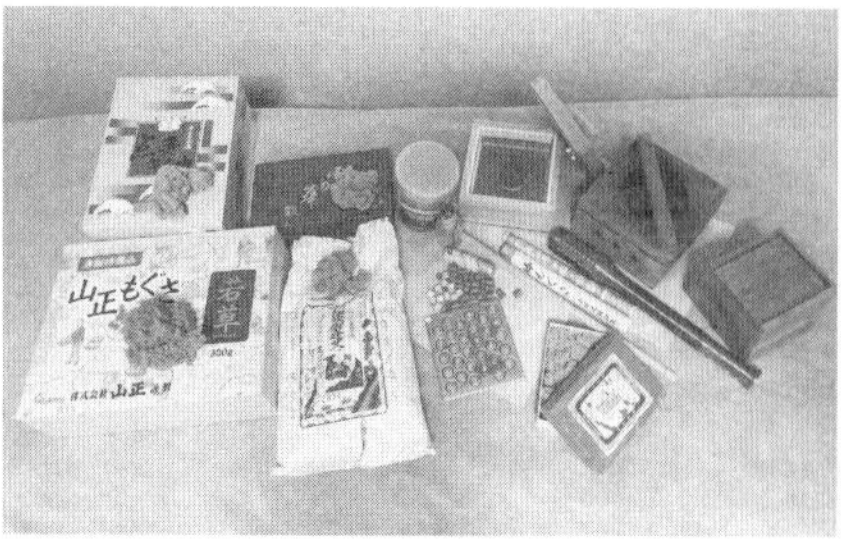

多彩なお灸用品。もぐさは精製度が高いほど白っぽくふわふわ。中央上の円筒は華岡青洲レシピの「紫雲膏」

きます。低周波のパルスと違います。打った鍼の頭に電流を流して刺激します」

顔の表情筋には鍼なしで微弱なパルスを当てる。筋肉をほぐし、リフトアップ効果もある。

鍼と同程度に、お灸もたくさん使う。そのため、もぐさを豊富にとり揃えている。もぐさはヨモギの葉裏の綿毛だけ精製したふわふわの塊だ。滋賀県の老舗製など数種類を、火力の違いで使い分ける。お灸の温度はもぐさの精製度、量、固さ、時間で調節できるといい、ギュッと固めると温度が上がる。専門学校では、短い糸状にひねってティッシュの上に並べ、端から火をつけ、ティッシュに焦げ穴ができなければ合格、という訓練をしたそうだ。そのほか、筒の中にもぐさを仕込んだ煙突状の温筒灸なども、大小サイズ違いで多数使う。なお、「心電図を見る限り、お灸が熱ければ効くというものでもない。43度以上では、一時的に交感神経が上がるが、その後は低温同様に副交感神経が上昇していく」という。

「足湯って気持ちよくリラックスできるでしょう？　40度くらいの温刺激なら副交感神経だけ上がり、とてもいいです。だから当院では、熱すぎないお灸をしっかりやります」

刺激による交感神経と副交感神経の動き方（心電図周波数解析による）

刺激	嬉しい文書	楽しい音	よい香	軽触	タクティールタッチ	乗馬
副交感神経	変化なし	変化なし	⬆	⬆	⬆	⬆
交感神経	⬆	⬆	変化なし	⇩	⬆	変化なし
刺激	温60°C	温42°C	温40°C	温38°C	希望温足浴	慢性疲労
副交感神経	⇩	⇩のち上昇	⬆	⬆	⬆	⇩
交感神経	⬆	⬆ ⇩	⇩	⇩	⇩	⬆ ⇩

2020　マミ鍼灸院による文献調査まとめ

慢性疲労になると副交感神経が下がりっぱなしになり、寝つきが悪く、食欲がなくなるが、お灸で内臓や足を温めると治る人が多いそうだ。さらに、鍼の効果をさまたげず併用できる世界の温熱療法を探し、見つけたタイのハーブボールやホットストーンも、必要に応じて行う。自律神経を落ち着かせるソフトな「タクティールタッチ」のマッサージである。

佐保田院長は、視診や触診で丁寧に確かめながら、全身の張りやゆがみも漏れなく正していく。その手技は手早いが、もりだくさんなため最短でも90分のコースである。完全予約、完全個室のプライベートサロンで施術できるのは1日3、4人まで。キャンセル待ちのライングループもある。

たっぷり施術を受けると身体はポカポカ、まるで温泉でほぐれたような気持ちよさだ。

「コロナ禍で遠出しづらい時期ですし、温泉気分で疲れをリセットしにきてくださいね」

そう言うマミ先生の笑顔に会いたくて、通ってくる人も多いだろう。

（取材・文／重松）

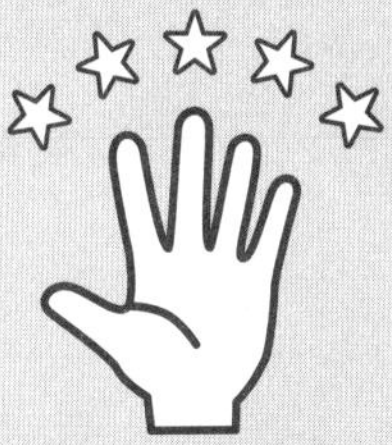

— 自律神経を整える神ワザ治療院15選　首都圏版 —

関根伸英院長
シンメディカル整体院
（東京都渋谷区）

関節包内矯正とオステオパシーを融合した
独自療法で不調の根本解決を目指す

延べ3万例以上の施術実績を誇るベテラン施術者

ハイセンスなショップやカフェが建ち並ぶ都内屈指の人気エリア・代官山。その東急東横線代官山駅から徒歩3分、JR山手線恵比寿駅からも徒歩7分の場所にあるのが『シンメディカル整体院』だ。神ワザを持つベテラン施術者・関根《せきね》伸英《のぶひで》院長は、大学卒業後、帝京医学技術専門学校（現在閉校）で学び、柔道整復師の資格を取得。大手整骨院で5年、その後、「関節包内矯正」の開発者である酒井慎太郎氏の「さかいクリニックグループ」で3年の修業を積んだ。

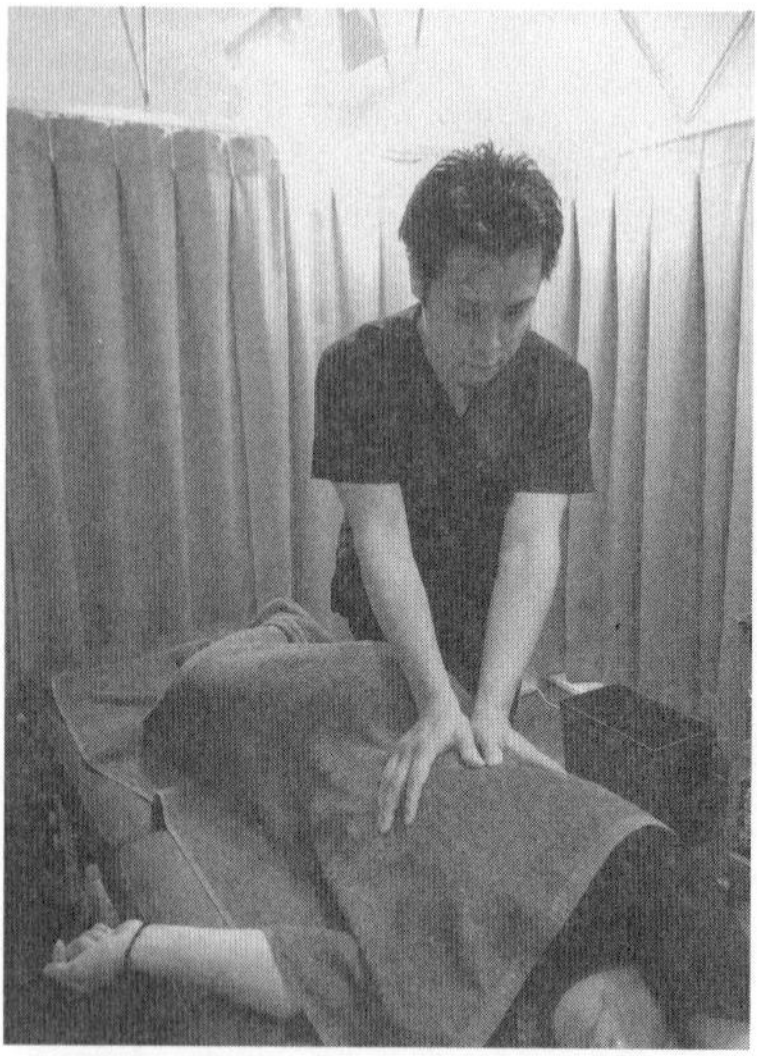
関節包内矯正とオステオパシーを融合した関根院長独自の療法

全国から来る重症患者を担当し、これまでに延べ3万例以上の施術実績を誇る。多くの症例を診てきた経験があるからこそ、さまざまな症状への的確な原因特定と対処法を見いだし、患者さんの状態に合わせた最適な治療を提供する。その評判を聞きつけ、あるいは治療を実際に受けた患者さんからの紹介で、都内近県はもとより全国から不調を抱えた多くの患者が集まる。なかには

80軒以上の治療院を渡り歩き、関根院長の元へとたどり着いた患者さんもいるという。

多忙を極める関根院長だが、マンツーマンでの診療を徹底している。同院での施術は関根院長のみが行っているのだ。さらには問診を重視し、20~30分は時間を費やすという。

「問診で自覚症状や日常動作、内科疾患などさまざまなことをヒアリングすることで、一般的な問診や画像検査では見いだせない根本原因まで掘り下げることが可能になります」

そのなかから痛みや症状だけでなく、日常で不便に感じている点や困っている点、患者さんが目指す目標やゴールなどを明確にしていく。

「的確な原因の特定と目標を共有することで、患者さん一人ひとりの生活環境に合った指導をすることができ、これが早期改善にもつながっていきます」

《施術家は患者の未来を明るく変えることができる素晴らしい仕事であり、それゆえ責任も重大である》と施術家としての確固たる信念を語る関根院長。柔和ながらも冷静沈着な語り口が印象的だが、その施術手法もまた確固たる理論に裏打ちされている。施術に用いるのは「関節包内矯正」と「オステオパシー」という二つの手法を融合させた独自の療法だ。

関節包内矯正とは、人間の骨格を構成する関節を包む袋状の組織である関節包の中にある骨の動きに異常がないかを、指先と手のひらの感覚で確認し、押したりつかんだりしながら正常な動きに戻すという特殊な技術だ。動いていなかった関節や筋肉がスムーズに動くようにすることで、長い間治らなかった痛みや不調を改善できるという。

一方のオステオパシーは「身体は全体でひとつのものとして機能するユニットである」「血液の循環が最も重要」などの考え方を元にした手法。特に、関節、内臓、自律神経を同時に調整することで身体全体の代謝を向上させて治療効果が継続しやすい状態にし、根本的な改善を促していく。

この根本治療こそが、関根院長の治療の最大の特徴であるとともに、他院で治療しながらも再発を繰り返し、完治に至らなかった患者さんが、同院へ駆け込む最大の理由でもある。

脳疲労の延長が自律神経の不調を引き起こす

自律神経の不調にはさまざまな症状があるが、身体に現れる異常は大きく三つあるという。

「ほぼ例外なく首の緊張が診て取れます。特に重点的に診るのが胸鎖乳突筋です」

胸鎖乳突筋は、頸部にある筋肉のひとつで、首を曲げ、回転させる働きを持つ。正面を向いた状態から顔を横に向けたとき、顔を向けた側とは反対側の耳の下から鎖骨あたりまでの部分に浮き上がる筋肉のことだ。

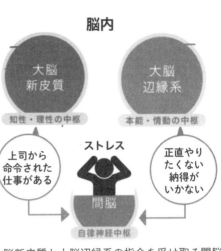

大脳新皮質と大脳辺縁系の指令を受け取る間脳（自律神経中枢を司る）へのストレスが続くと脳疲労の状態へ陥る

「この部分がガチガチに固まり、こっている状態の患者さんがほとんどです。また、肋骨の位置が下がっているのも特徴で、内側に入り込んでしまっているため、みぞおちが狭くなっています。三つ目が頭皮の硬さです。頭皮が動かないくらい硬い患者さんが多く、症状が進行している方の場合は、硬いうえにむくみも生じています」

続けて、自律神経の不調に陥る原因、メカニズムについて伺うと、基本的には脳疲労の延長だと指摘する。人間の脳には理性や知性の脳とされる大脳新皮質と本能や情動の脳とされる大脳辺縁系という二つの司令塔がある。そして大脳の下方にあるのが、自律神経中枢や食欲中枢を司る間脳だ。

「たとえば、ストレスでよくあるのが、理性（大脳新皮質）には『この仕事をやらなくてはいけない』『仕事をすべきである』という考えがあるにもかかわらず、本能（大脳辺縁系）では『この仕事に納得がいかない』と考える。そういう状態が過剰に続くと、それを受け取る自律神経を司る間脳がストレスフルになり負担がかかっていくのです」

また、肝臓や腎臓などは身体を修復するための臓器だが、脳は使う臓器のため、使えば使うほど老廃物が出てくる。それらが少しずつ蓄積されていくことでも脳疲労が起き、これが自律神経の不調につながっていくのだという。

それでは自律神経の不調が出るほどの脳疲労が起こる要因は何かといえば、脳の代謝が悪いことが挙げられる。

「代謝が悪くなる要因は三つと診ています。一つ目が首を通る血管の通りが悪くなっていること。二つ目が脳脊髄液（髄液）の循環の問題。三つ目が肝臓機能の低下です」

首には多くの血管があるが、脳に血液を送る血管（動脈）は、頚の前側に2本、頚椎側から2本、計4本。そのうちの大脳の方へ向かうのが頚動脈で、小脳及び脳幹に向かうのが椎骨動脈。どちらも脳へ大量の血液を送り込んでおり、脳の重要血管と呼ばれているものだ。

脳脊髄液とは、脳と頭蓋骨の間に流れる無色透明の液体で、脊髄にも流れている。通常、各臓器・器官には毛細血管が栄養を供給するが、脳は特殊な構造になっており、脳内の毛細血管は脳の神経細胞に触れていない。このため神経細胞に血液（栄養）の供給を中継する役割を脳脊髄液が担い、同時に脳内の老廃物を直接回収するという重要な役割も果たす。つまり脳脊髄液の循環が滞ると、脳の老廃物の回収も栄養の供給も滞ることになるわけだ。

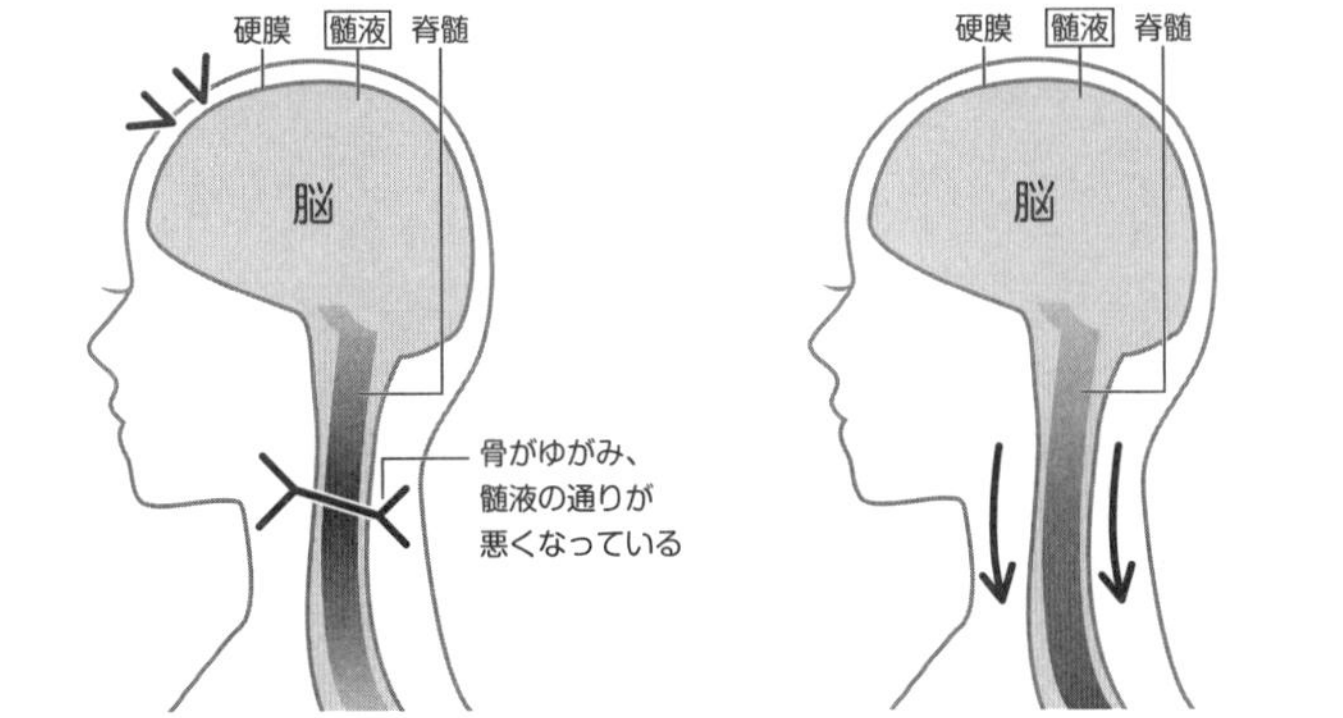

脳脊髄液（髄液）の流れが異常　　**脳脊髄液（髄液）の流れが正常**

脳脊髄液の流れが正常でなければ、脳に負担がかかる。頭皮、首、肩などのこりや緊張、骨のゆがみは脳脊髄液の正常な流れを阻害し、自律神経の不調を引き起こす

「頭に両手のひらを当てると、微妙に膨らんだり、縮んだりする動きをしているのがわかります。この動きがポンプとなって脳脊髄液を流しているのです。ところが、交感神経が優位になり、頭皮が硬くなっていると、頭皮も筋肉ですから頭を締め付けることになります。つまり、頭皮が持つ大切なポンプの役割を阻害するのです。また、首や肩の緊張、こりなども同様に脳脊髄液の流れを悪くする原因の一つです」

そして最後が肝臓機能の低下だ。肝臓は右上腹部にあり、右肋骨の下にほぼ収まっているが、その重量は体重の約2・8パーセントにあたる大変重い臓器だ。胆汁を生成するほか、糖・たんぱく質・脂質・ホルモンの代謝、有害物質の解毒、血液の貯蔵などその働きは多岐に渡る。そのなかに脳にエネルギーを供給する働きもある。

「消化管から吸収された物質は、門脈と呼ばれる血管を通り肝臓へ運ばれます。肝臓では、身体に必要な物質を全身組織が利用できるように処理する一方、処理の過程で発生する不要な物質を解毒する作用も持っています。脳関門を通過できるグルコースとケトン体が脳脊髄液に入り、脳のエネルギー源となりますが、消化吸収された物質をグルコースやケトン体に加工するのも肝臓です。さらに脳脊髄液から回収した神経伝達物質の残骸などの老廃物を分解して、再構築し、心臓から再度送り出す役割も果たしています」

つまり、肝臓の機能が低下すると、脳への栄養供給が滞ると同時に老廃物がたまり、脳疲労へとつながっていく。以上の三つのなかで、いずれかに障害があると自律神経を起因とする不調の症状が現れるということだ。

スピーディかつ適切・的確に骨格、内臓、脳圧を調整

ここからは関根院長の実際の施術の流れをみていこう。

患者さんから痛みや不調の状況を時間をかけてヒアリングし、現在の身体の状況をていねいに説明していく。次に、異常が見られる部位をすぐに施術するのではなく、身体のねじれを取る手技からはじめるという。

「まずは仙骨と後頭骨の位置関係を正すことから始めます。背骨のねじれがあるということは、脊髄神経が正しく機能していない状態ですので、外からの刺激を受けにくく、他の部位がまったく緩みません。また、施術後に痛みを誘発させる原因になります」

さらに、身体のねじれの処置をしないまま、たとえば、いきなり頭部の調整を行うと、患者さんごとに施術結果が変わってしまう。関根院長は、同じ施術をすれば誰にでも同じ効果が得られる、つまり効果を安定させるために、まずは患者さんの身体をできる限り同じ条件（身体のねじれがない状態）に作り上げていくのだ。

「後頭部と仙骨がまっすぐな位置になるように施術を行い、その後に肩甲骨、腸骨、股関節などの各部位を調整していきます。また一連の流れのなかで、内臓の位置や腹膜との癒着を取り除いていきます」

肝臓の場合、肝臓に肋骨が覆いかぶさっているため、肋骨ごと少し圧迫していく。腹膜とは肝臓・胃・小腸・大腸といった腹部の臓器の外側にある膜のこと。内臓に負担がかかっている患者さんの場合、内臓の隙間にある腹膜が固まり癒着していることがままあるという。

「周りの筋肉のマッサージなども行うことでさらに癒着を取り除きます。重症の場合、肋骨が上腹部にめり込み、肝臓が固まってしまって、まったく指が入らないということもあります」

内臓の大部分は肋骨から骨盤にかけて収まっている。通常、肋骨の一番下と骨盤の一番上にある腸骨との間のスペースが指4本からこぶし1個程度あるが、指が2本、なかにはほとんどスペースがない患者さんもいるという。このスペースが狭い場合、内臓下垂の状態が疑われる。

「肝臓機能が正常でない場合、鬱血を起こし肝臓全体が重くなり下に落ちていき、それに伴い他の内臓も押し下げることになります。また、肋骨そのものが下がるケースも多く、これは日常の悪い姿勢の影響で、骨盤が後ろに倒れ、背中が丸くなって前傾してしまいます。それと同時に肝臓などの内臓の重さで下に落ちてくるということです」

首から下のすべてを調整し終えた後、最後に首と頭の施術となる。まずは首にある四つの太い血管である頸動脈と椎骨動脈周りの筋肉を確認する。

「これらの血管の流れを調整するため、頸椎に動きをつけます。すると緩みが生じ、血液の通りが改善していきます。頭に関しては、脳脊髄液が滞っていると頭皮が硬くなり、脳圧に異常が生じ、頭が重くなっていますので、これを調整する手技を行います」

頭を手で圧迫することで脳圧を上げ、後頭部の頭蓋骨のつなぎ目を引き離すことにより、脳脊髄液の流れが改善し脳圧が下がる。これらの手技を繰り返し、脳圧を正常に戻していく。

以上ですべての施術が終了となる。関根院長の施術は非常にスピーディだ。個人差は多少あるが25分から30分程度ですべてを終える。これは単純なマッサージとは異なり、関節や内臓を動かす手技のため、必要以上の時間をかけると逆に負担がかかり、痛みや炎症を起こしたり、身体が緩みすぎるなど悪影響が出るのだという。短い時間での適切・的確な施術というのも神ワザといえるだろう。

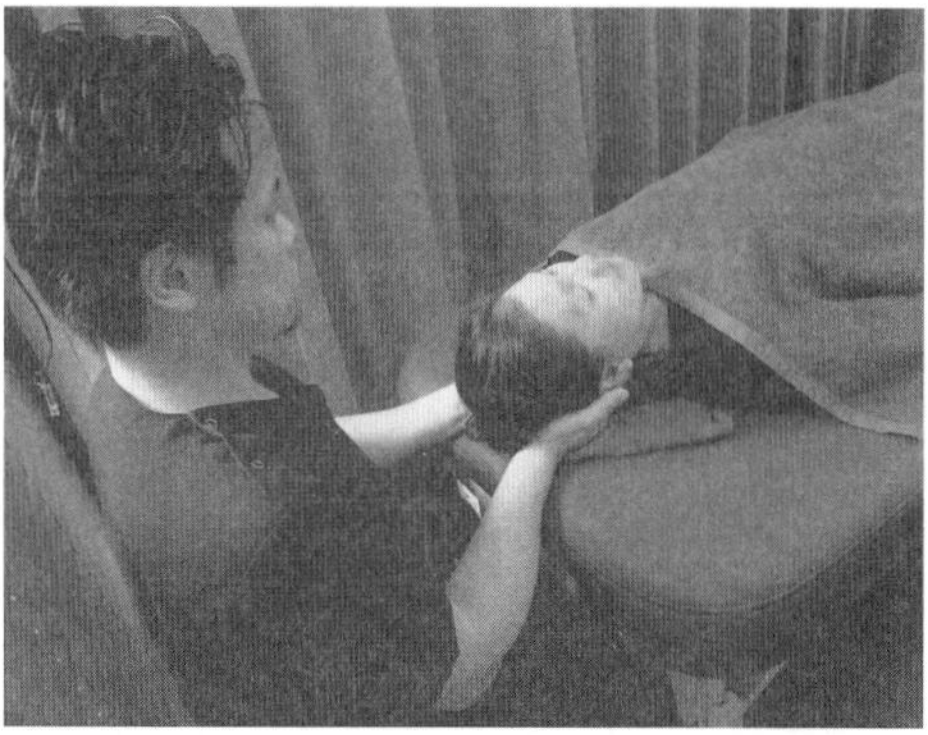

骨格のゆがみ、内臓の位置や癒着の調整からはじめ、最後に脳圧を調整することで、脳脊髄液の流れを正常に戻す

日常生活のなかでできるセルフケアも指導

患者さんに対して、自分でできるセルフケアの指導も大切にしている関根院長。基本的には施術を行ったうえでのセルフケアだが、今回は、日常生活のなかですぐに取り入れられるいくつかの方法を教えてもらった。

「やはり姿勢は大切です。パソコンを使う時間が長い人は、ディスプレイの高さを調整してください。ディスプレイが低い位置にあると頭が前に出てしまいます。特にディスプレイに顔を近づけるなど、頭を前方に出す動きは、椎骨動脈のつまりを誘発するので意識的に避けるようにしてほしいですね。理想的には、30分に5分程度の休憩を挟むことも重要です。椅子に座る際には、脚が組めない程度に深めに座り、両膝とおへそが三角形になるのを意識してみてください。こうすることでまっすぐな姿勢をとることができます」

もうひとつのセルフケアが肝臓だ。肝臓のケアは、血液の質を高めることにつながり、自律神経の不調のみならず、身体全体の健康のためにも効果的だ。一番簡単なのが、衣服の上から使い捨てカイロを右肋骨の上に貼るケア。肝臓は身体の筋膜を支配している臓器のため、温めているだけでも、全身の緊張が緩むという。

「入浴で肝臓を温めるとどうですか？　という質問をされますが、全身を温めてしまうと、血液が分散するため効果は薄くなります」

肝臓だけ集中的に温めることがポイントのようだ。

最後に関根院長は、自律神経の不調に陥って不安に苛まれる人々に、こう呼びかける。

「自律神経の不調を《心の問題》《異常はない》などと診断されて、苦しんでおられる方も多いと思います。しかし、きっかけが心の問題だとしても、身体には間違いなく異常が表れています。それらを取り除けば、必ず改善していきます。決して諦める必要はありませんので、安心してください」

決して諦める必要はない――。関根院長のこの言葉は、日常生活がままならず、つらい日々を送り続ける多くの人々にとって、大きな希望の光となるに違いない。


（取材・文／松岡）

― 自律神経を整える神ワザ治療院15選　首都圏版 ―

都築俊裕院長

りの接骨院

（神奈川県平塚市）

「治療・ケア・身体づくり」の３原則を提唱
トータルケアの“一人クリニックモール”を目指す

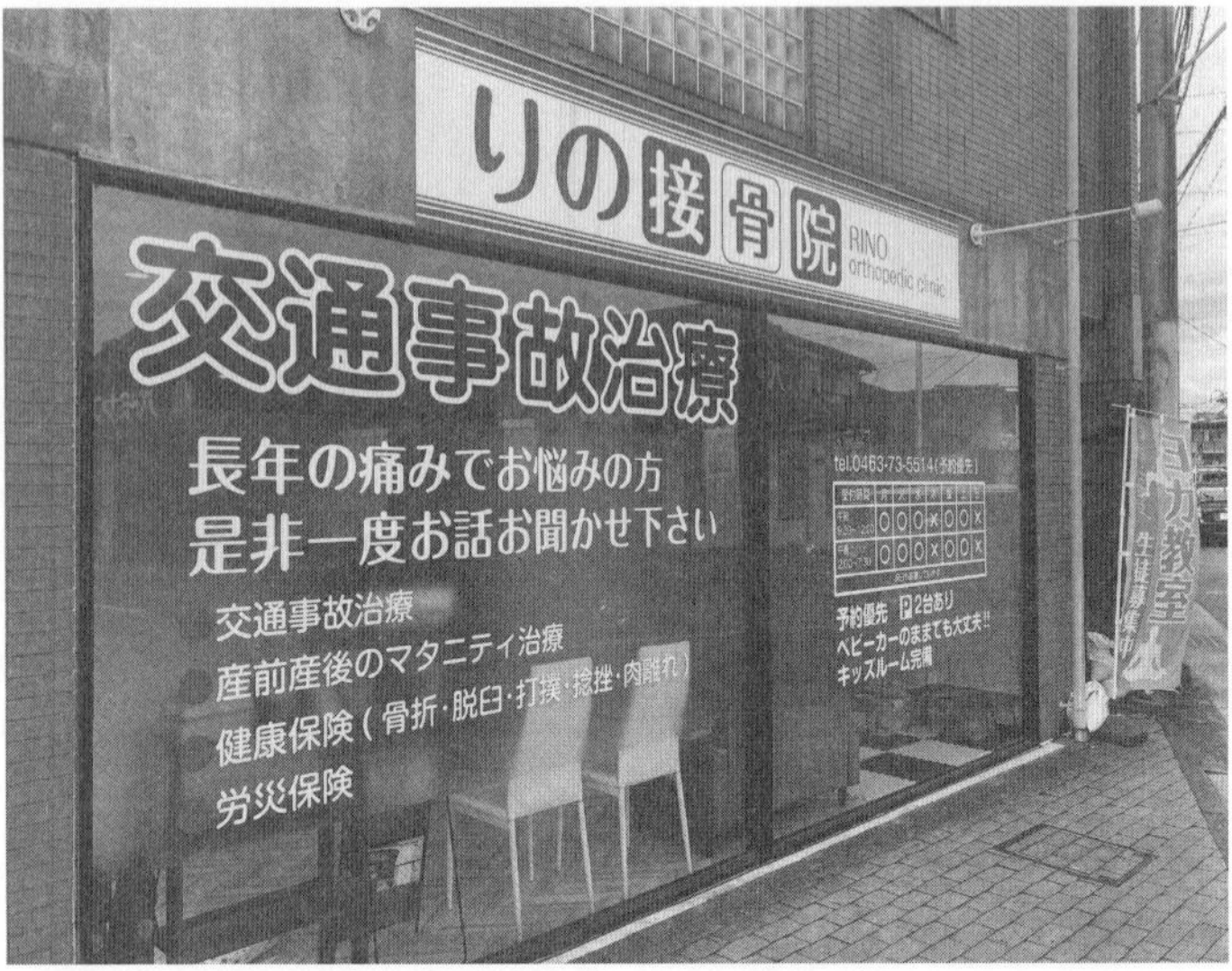
りの接骨院
RINO orthopedic clinic
交通事故治療
長年の痛みでお悩みの方
是非一度お話お聞かせ下さい
交通事故治療
産前産後のマタニティ治療
健康保険（骨折・脱臼・打撲・捻挫・肉離れ）
労災保険
予約優先
ベビーカーのままでも大丈夫!!
キッズルーム完備

バス通りを進むと見えてくるブルー＆ホワイトの表示が目印

無骨なイメージとは無縁のフレッシュな接骨院

ＪＲ平塚駅北口から秦野駅方面行きのバスに乗り、走ること10分あまり。八つ目の向原バス停で降車し、バスの進行方向へ１分ほど歩くと、『りの接骨院』がある。

初めてでも迷わずたどりつける、絶妙な立地だ。バス通りと路地が接する角地の、ビル１階の路面店舗。二つの道路に面した壁はガラス張りで、診療案内や休診日などがわかりやすく表示されている。その文字越しに中の様子もうかがえ、安心して入れる。

「もう一つ、〝駐輪場の目の前にあること〟も、独立開院する場所選びの決め手でした」

と語ってくれたのは、都築俊裕《つづきとしひろ》院長。たしかに、向かいには、バス通りを挟んでファミリーレストランとコンビニエンスストアの駐車・駐輪場がある。こちらの接骨院はホームページの情報発信も細やかだが、「自転車などで通りかかって、ふと目に留めた方が、入りやすい」ことを大事にしている。それゆえの、こだわりだ。また、「いま痛い人を助けたい」との思いで、予約優先ながら急患も受け付けている。通りすがりにこちらの治療院を実際に見てから、ホームページで確認して来院する人が多いそうだ。

ガラスのドアを開けて入ると、すぐ受付があり、その奥に待機用の椅子と、ジョイントマットを敷き遊具を置いたキッズスペースがある。院内のどこへ行くにも段差のないバリアフリー設計である。トイレまでベビーカーや車椅子と一緒に楽々入れる広さもある。

一見して驚くのは、院内の明るさ、クリーンな温かみのある内装、そして抜群の広さだ。2面のウインドウから差し込む自然光が、施術室の奥まで届く。内装は白を基調に、木製建具のブラウンと、壁に飾られたアート作品や観葉植物のグリーンが効いた、ナチュラルモダンの趣。2019年1月開院と新しく、きれいで入りやすい雰囲気がある。

さらに施術室は、ベッド3台と電子機器類の棚、机、椅子などを置いても、まだ広々としたフリースペースが残る。その片隅にバランスボール、小さなトランポリン、ヨガマットなどが

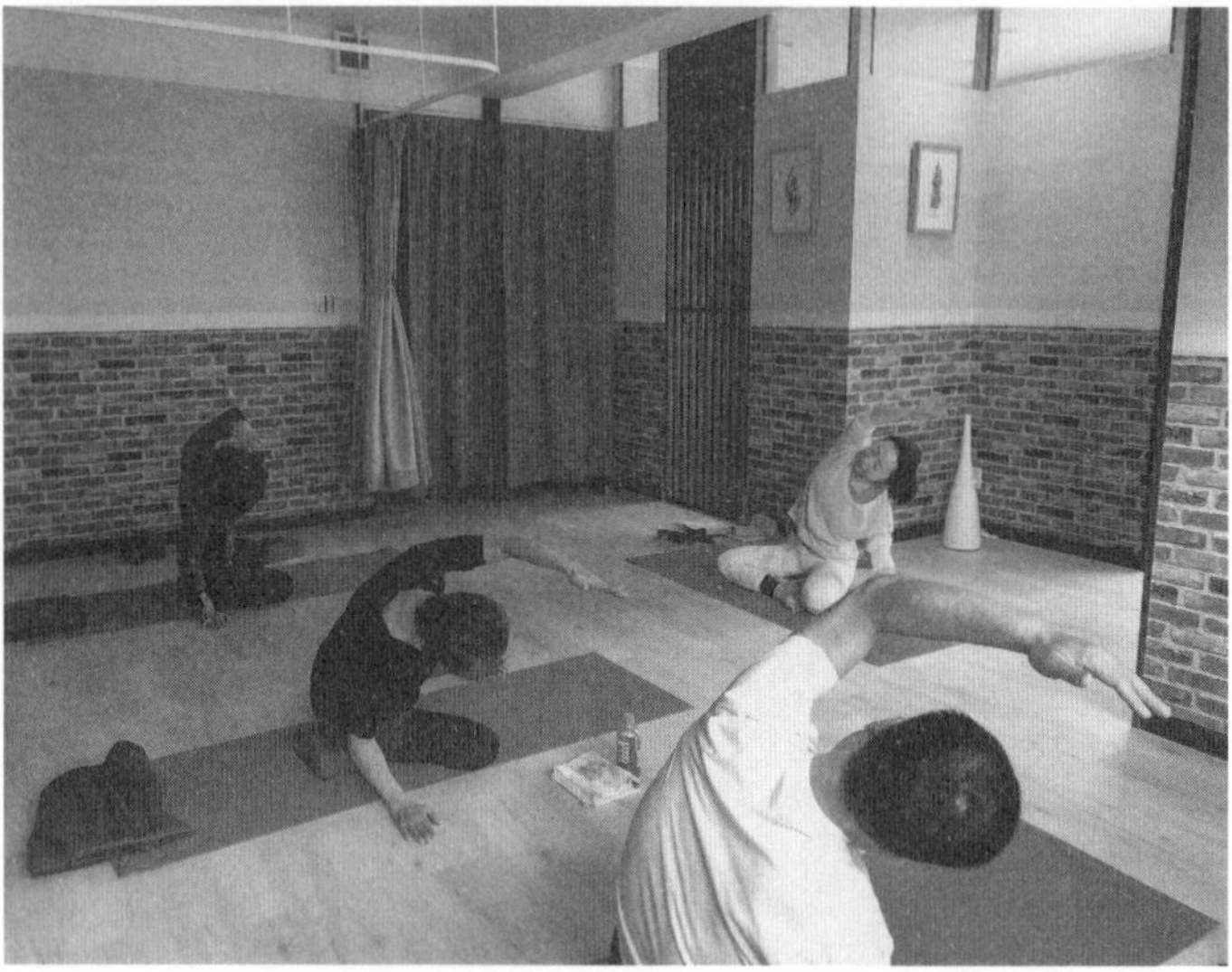

気軽に参加できるメディカルヨガ

ある。実はここは、診療の合間を縫ってフィットネススタジオとなる。ヨガのほかに、キッズトレーニング、大人のパーソナルトレーニングも手がけるという。ヨガは専門のインストラクターが付くが、トレーニング全般は都築院長が付ききりで指導する。聞けば聞くほど、斬新、異色の接骨院である。

産後の骨盤矯正から自律神経調整の必要性に気づく

こちらの接骨院では、「マタニティブルーケア」の項目で、自律神経調整のメニューを扱っている。接骨院といえば、交通事故のケガや骨折、ぎっくり腰などの急性期治療を行うところでは？　なぜこのような治療メニューをつくったのだろうか。

「ここで独立開業する前に勤めていた接骨院でもそうだったのですが、自律神経の乱れからくる不調を訴える患者さんが多いのです。厚生労働省の統計データを調べてみたら、年代によって上下はあるものの、年々たしかに増えています。年齢層では10代も多いが、40代も多い。でも僕の実感としては、産後のお母さん世代の不調が目立って多いと思います」

りの接骨院は、産後の骨盤矯正認定院である。産後1か月をめどに始められる骨盤矯正の必要性をもっと広く知ってもらい、多くのお母さんたちを楽にしてあげたいと考えているが、それと同時にメンタルケアの必要性も痛感している。

「産後に自律神経を乱し、メンタル面でも不調になる方は多いです。とくに不安が大きい。出産後に起こりうるネガティブなことを悲観して、悩んでいます。ただ、産後の不安は、実は産前から始まっています。僕は男なので出産のことは正直わからない領域も大きいですが、できるだけ情報を集め、不安を払拭してあげたい。そのためにも、産前から心と身体のケアを始めてあげないと足りない。そこで、産前から産後につながるトータルケアの準備として、自律神経調整メニューを作りました」

もちろん自律神経調整は、妊産婦さん限定のメニューではない。希望すれば誰でも受けられる。また、ケガや痛みで来院した患者さんでも、都築院長が診て自律神経の不調がわかれば、よく説明してそちらの治療に切り替えることがある。その不調がケガ等によるものなのか、自律神経が原因なのかは、問診、視診、触診でかなりわかるという。

「顔の表情や、筋肉のこわばり方が全然違います。ケガなどの治療で来院された方でも、自律神経系に問題があれば、どこか気だるそうな表情が出ています。その際に気をつけているのは、直球で聞かないこと。生活上でストレスが溜まる原因はないか、などを会話の中で探っていきます。原因を把握したら、まずはケガの痛みを取ってから、その後に自律神経のケアをしていきます」

その場でスッキリ！　接骨院ならではの自律神経調整法

自律神経は心臓や呼吸器、消化器など、生命維持のあらゆる機能に関わる。交感神経と副交感神経が協調しあって身体の調子をベストに保っているが、そのバランスが崩れると、さまざまな不調が出る。自律神経失調症は、東洋医学では特効薬がない。一般的な治療法は、首の付け根の両側にある星状神経節に局部麻酔注射を打って、交感神経をブロックし、緊張状態を一時的に治める。それを繰り返すとだんだんよくなる、とされる。

「接骨院では、クリニックのように注射を打ったり、精神安定剤を処方したりする治療はできません。その代わり、クリニックではできない施術で対処します。自律神経が乱れると、血液の循環が悪くなります。すると必然的に、身体に影響が出ます。筋肉がこわばる、痛む、疲れやすくだるい、などですね。そこにフォーカスした施術を行っていきます」

たとえば、ひどい肩こりでつらくてどうしようもない、と訴える患者さんがくる。都築院長はまず、それが骨格の問題なのか、日常生活の集積で生じたのか、それとも自律神経が引き金になっているのか、会話を通して探りながら判断していく。自律神経に原因がありそうだと診断したら、それを解消するための施術に入っていく。

「当院では、最初に電気でリラックスしてもらってから、柔道整体の手技に移ります」

電気でリラックス？　と驚く目の前に、都築院長が用意したのは、2台のマシンだ。一つは、ドクターメドマー。空気圧で脚の付け根から先までマッサージし、血液の循環を促す装置で、手術中の血栓予防のために医療現場で広く使われている。「カフ」と呼ばれる布製の装着具を両脚にすっぽり履き、都築院長がスイッチを入れると、カフが空気でパンパンに膨らんで機械的なマッサージをする。空気圧によるもみほぐしは、思いのほか力強い。

もう一つはES-5000といい、電気刺激で筋肉をもみほぐし、ケガの治療にも使われる装置だという。微弱から高圧までの電流を、2Dと3Dの計6モード、10段階で調整して流す。3Dの立体動態波は電気刺激の深度がより深く、動かせる筋肉も大きい。2Dのハイボルテージは、患部をピンポイントに狙えるため鎮痛効果が高い。トップアスリートが競技中にケガをし、ドーピング違反防止で薬が飲めない場合など、これで代用するそうだ。

ＥＳ－５０００の施術は、首の星状神経節のあたりに二つの端子を吸着させ、刺激を与える。

「ブロック注射ほどの即効性はないですが、定期的に受けると効果が高まります。首では苦手な人は、手首への装着に変えますので、安心してください」

実体験した印象では、２Ｄのハイボルテージは皮膚表面の痛くないピリピリ感、３Ｄの立体動態波は温泉のジャグジーバブル（泡）を浴びるような、どちらも心地よい刺激だ。

電気でリラックスした後は、背中、肩まわり、頭、顔まわりなどを中心に、手技でほぐす。血液循環の促進には、筋肉量の多い太ももが最も効果的だが、最初のうちはあえて上半身のみ行うという。

「スッキリした、サッパリした、という満足感を感じてほしいからです。上半身の方が、そう感じやすいので。でも実際に血液循環を改善するには、太ももが一番効果的なんです。〝ふくらはぎは第２の心臓〟とよく言われますが、本当は太ももの方がもっと重要。だから当院では患者さんに説明して、数回めからは下半身の施術もしていきます」

筋肉のエキスパートである柔道整体の手技は、身体のこわばりや疲れ、痛み、つらさをその場でスッキリ解消し、患者さんの身も心も軽くする。これこそ、接骨院の強みだ。

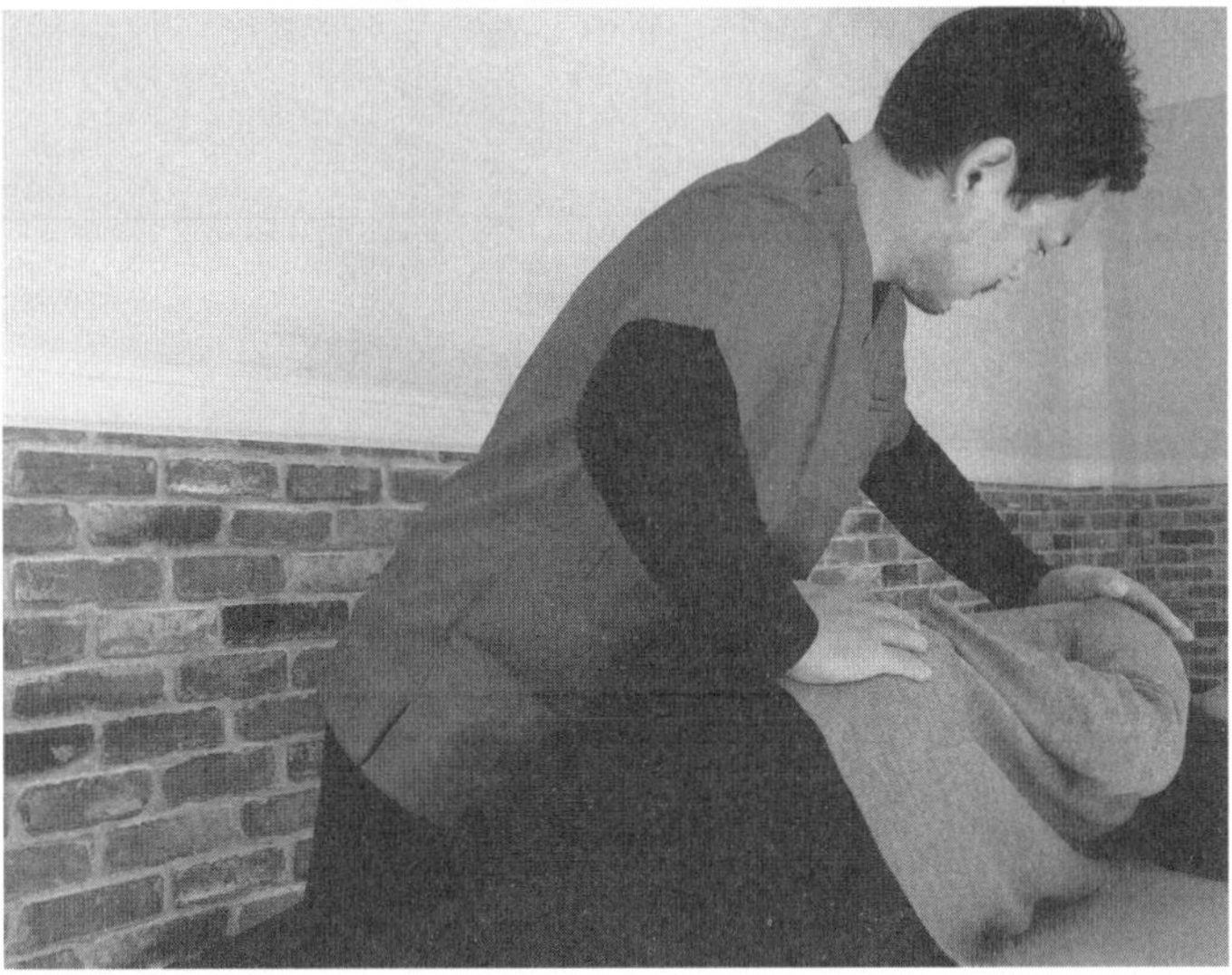

ずれやゆがみを瞬時に正す都築院長の手技

「ここへ来たら身体も心もよくなる」健康のトータルサポートを目指す

都築院長は経歴も異色である。大学で経済情報学を学び、有名タウン情報誌の営業・取材記者、ライフセーバー、テレビ番組制作会社のＡＤ（アシスタントディレクター）を経てから、一念発起して専門学校に入り国家試験を突破して柔道整体師になった。在学中から接骨院で働いて研鑽を積み、他院で院長を務めたのち２０１９年に独立開業した。ただ、身体をケアする仕事に興味を持ち始めたのはずっと早く、高校時代だという。

幼い頃からスポーツ少年だった。サッカー、剣道、陸上、ソフトボール、水泳に打ち込んできたが、一番夢中になったのは野球。ポジションはファースト。プロ野球選手になるのが夢だった。高校野球の名門校に推薦入学し、3年生で念願の甲子園大会出場が決まった。

だが、ケガに泣かされた。早くも小学生の頃からずっと痛かった腰をかばって投球フォームが崩れ、肘も痛くなり、その影響で肩も痛めた。野球部の練習よりリハビリに時間を取られた。野球部かかりつけの鍼灸院に通ってもまったく治らなかった。藁をも掴む思いで、兄に紹介してもらった東京・新宿のコンディショニングセンターへ、寮生活を送っていた長野県から新幹線で月1回か2回、治療に通った。

そこで凄腕の先生に出会い、衝撃を受けた。クリニックではないので治療行為は行えないが、身体のケアをしてバランスを整え、関節の可動域を広げ、水中トレーニングのリハビリもある。そうしたケアを終えると、負担がかからずパフォーマンスを上げられる身体の使い方を指導してくれた。野球のバットスイングや捕球のしかたも、改めて全部教わった。これが、すばらしかった。調子がよくなり、効率的に筋肉レベルから全身を使えるようになって実際にパフォーマンスが上がった。こんなにいいことはない、と心底思った。ただし、交通費や料金が高くて通うのが大変だった。

「だから今、もっと手軽な料金で、できるだけ最高の知識とケアを提供したいんです。接骨院は本来、ケガを治すところですが、うちはケガをしない身体づくりも教えたい。自分の経験から、そういうことを目指しています。だから子供さんにも、意識を変えて、考えて動くことと、できるだけ負担が少なく効率よく身体を動かす方法を指導します」

都築院長は「治療・ケア・身体づくり」の３原則を提唱し、トータルに健康をサポートしたいと考えている。そのため接骨院の業務の範囲を広げ、子供から大人まで参加できるヨガやトレーニングプログラムをつくった。近日、「受験生ヨガ」もスタートする。

自律神経調整をメニューに入れたのも、それと同じ発想だという。

「断片的にケアしても、その場限りですよね。接骨院では処方薬を飲んでもらったりはできないので、違う方法で今ある痛みやつらさをケアしたその後までトータルでみてあげたい。目指しているのは、〝一人クリニックモール〟です」

と、都築院長は笑う。そこに行けば、診療科の違いを超えて何でも治るのが理想だそう。

「メンタルクリニックって通いづらいでしょう？　接骨院ならある意味、敷居が低いから」

病院へ行くかどうか迷っている人、行きたいけど行きづらく、どこへかかったらいいかもわからない人に、まずはうちへ来てほしい、と都築院長は言う。

「ここでいろいろ診させてもらって、病院にかかったほうがいいと判断すればそう提案します。当院で対処できる範囲なら、最善を尽くしてケアします。子育て中のお母さんが、お子さんと一緒に来てもらえる環境も整えていますので、安心してご相談ください」

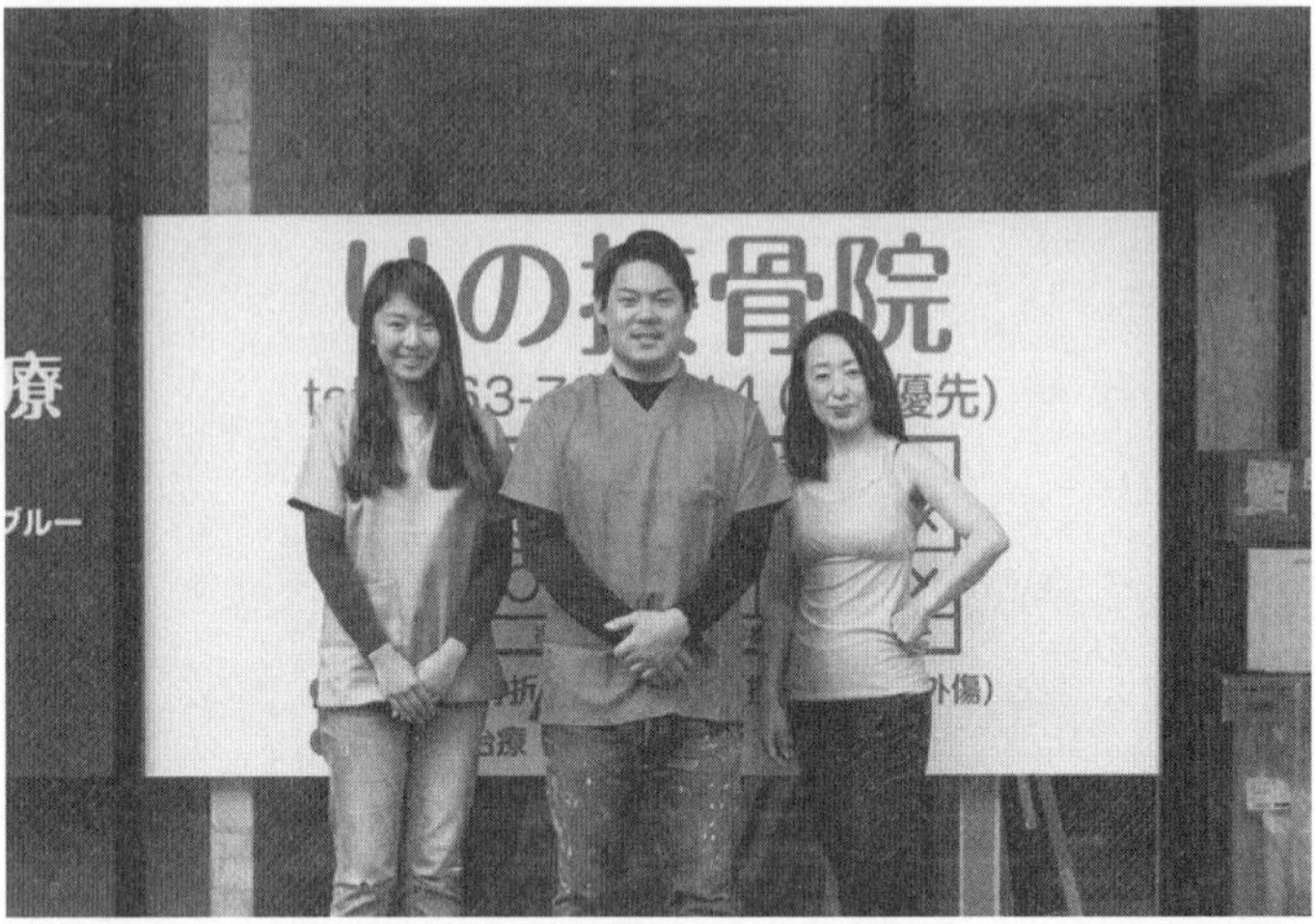

（左から）奥様の紗恵子さん、都築院長、ヨガインストラクターの高玉由紀さん

最後に、自律神経を整えるために習慣化するといいことを、聞いてみた。

「まず、ストレスを感じているなら無理に省かないで。それ自体ストレスですからね」

ただし、ストレスコントロールに運動はマスト。ヨガが一番いいが、時間がなければ1日5分、10分でも外を歩くこと。それも無理なら、目をつぶって仰向けに寝て1、2分間、ゆっくり呼吸する。いずれも気軽に、できる範囲で毎日続けてみるといい。

「無理はせず、でも大事にしすぎてもよくない。もっとアクティブにしたくなったら、当院のヨガやトレーニングにご参加ください」

（取材・文／重松）

— 自律神経を整える神ワザ治療院15選　首都圏版 —

戸田賢院長

朝霞治療院

（埼玉県朝霞市）

カリスマ鍼灸マッサージ師に薫陶を受け
“即診断、即治療”の精神で患者さんを笑顔に

まるで青春ドラマのような修業時代

埼玉県朝霞市で『朝霞治療院』を営む戸《と》田《だ》賢《けん》院長が鍼灸マッサージ師という存在に興味を持ったのは、大学4年生の就職活動中のことだった——。

ある日、戸田院長が妹さんと食事をしていると、ふいに妹さんがこう言った。

「将来、マッサージみたいな仕事を一緒にできたらいいね」

その瞬間、突然、戸田院長の両腕に鳥肌が立ち、全身がゾワゾワする感覚に包まれたという。それまでマッサージの話などしたこともなく、就職先も一般企業と決めていた。思い当たるのは、母方の祖母が高知でマッサージの仕事をしていることくらいだ。

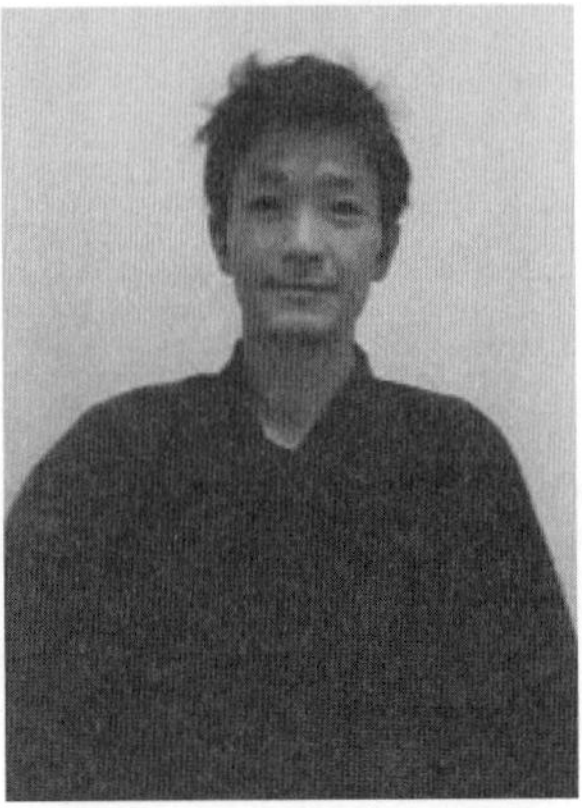

治療を通じて笑顔と元気を届けたいという戸田院長

まるで〝啓示〟を受けたかのような出来事でマッサージ師の道が頭に浮かんだものの、予備知識はゼロでマッサージ師になる方法など知る由もない。そこで、まずは一般企業に就職し、3年経ってその思いが消えていなければその時に考えようと決めた。

まずは一般企業に入社し、いろいろと失敗しながらも必死で働いた。そして3年が経った。自分の心の声を聞いてみると、やはりマッサージの仕事がしたいと強く思い、東洋鍼灸専門学校夜間部の扉を叩くが、1年目は不合格となり、猛勉強の末に2度目の挑戦で合格する。

こうして昼は接骨院でのアルバイト、夜は学生の日々が始まった。ただ、入学してみると西洋医学の理論ばかりで、すぐにマッサージ技術が学べると思った戸田院長は若干の落胆を感じた。

そんな中で出会ったのが、経絡按摩の第一人者で、カリスマ的マッサージ師の伏見富士子先生（故人）。伏見先生の施術を受けた瞬間、まるで電流が流れたかのように戸田院長の全身に得も言われぬ感覚が走ったそうだ。

〝これこそ自分が求めていたものだ！　俺はこれをやろう！〟

この瞬間から、伏見先生の技術を習得できるように真剣に取り組みはじめた。

同志を集めて予習し、1年間で習う内容を2か月で覚えた。先生の動き方を注意深く観察し、試行錯誤を繰り返した。休みの時には合宿を企画し、朝の9時から翌朝の4時頃まで、途中食事をとりながら、一心不乱に揉みっ放しで修業に励んだ。終わるとちょうど朝日が昇ってきたこともあった。

疲労でヘトヘトになるまで練習したが、実は按摩の技術は手の力を使うのではなく、身体の力を手に移すことで施術するのが基本。体力の限界を超えることで手の力を使わずにやる技術が自然に身に付いたのだ……まるで青春ドラマのワンシーンのような体験が、戸田院長が日々施術に当たる上でのベースにあると言っても過言ではない。

こうして3年間の東洋鍼灸専門学校を終え、晴れて国家資格を取得して鍼灸マッサージ師となった後は、地元の朝霞市に治療院を開業した。一方で、伏見先生の助手を務めながら、鍼灸マッサージ師の教員資格を取るため、再び学校に通い教員資格を取った。

「伏見先生との出会いが私のルーツですね」と戸田院長は語る。

〝即診断、即治療〟が恩師の教え

その後、東武東上線「朝霞」駅より徒歩2分の現在の場所に移転したのは平成21(2009)年7月のこと。

入口のドアを開けると受付の背後に畳が敷かれたこじんまりとした和室が広がっており、新鮮なイグサの香りが心地良く感じる中で治療が行われる。

さまざまな患者さんがやって来るが、患者さんとの問診から見えてきた痛みの原因を予測しながら患者さんと相談して治療方法を決める。患者さんの表情や姿勢を見れば、どこが悪いのかたいていわかるという戸田院長。ただし、それでも100パーセント原因が掴めるわけでは

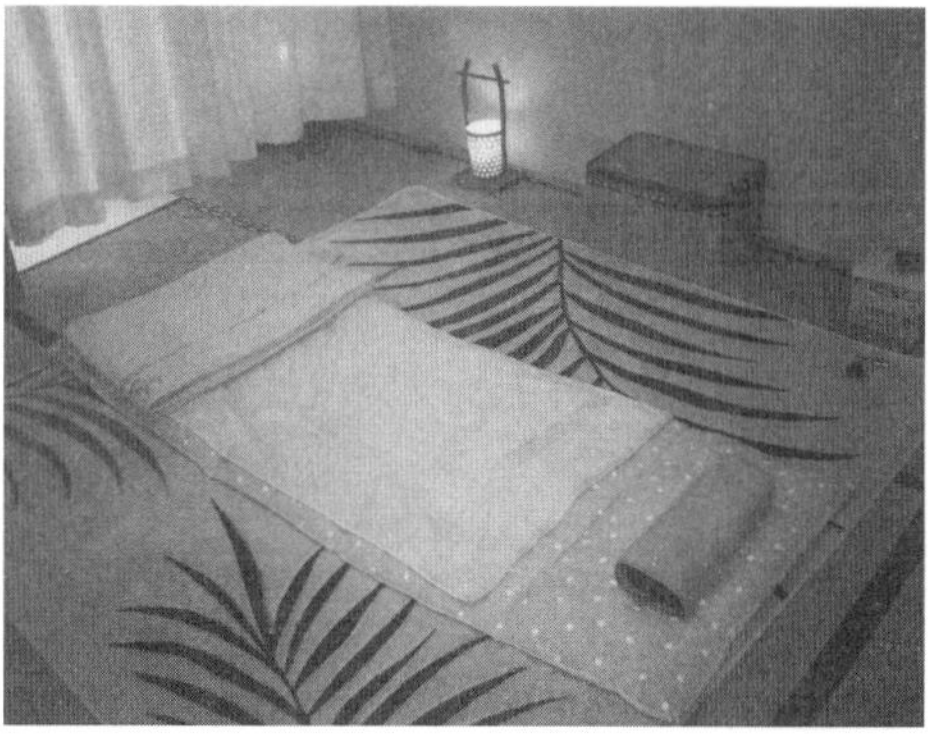

和の雰囲気が漂う畳が敷かれた部屋で施術が行われる

なく、残りは施術しながら感知し、治療を施していく。

「伏見先生から〝即診断、即治療〟と教わりました。全身を按摩していると、意外なところに原因が隠れているのがわかることもあります。それを感じ取って、臨機応変に痛みの原因となる箇所をより重点的に施術するのが大事な点です」

施術全体の割合としては、鍼灸と按摩マッサージがほぼ半々だという。

戸田院長としてはどんな症状も按摩マッサージ、あるいは鍼灸で治療可能だが、症状によって按摩マッサージの方が最適であったり、逆に鍼灸の方が最適だったりという選択肢があることも経験的にわかっている。その場合は、患者さんと相談し決めていく。

例えば、ぎっくり腰の場合など、損傷した髄核に付着している硬くなった筋肉をほぐすには、按摩マッサージよりも鍼を腰椎の奥の筋肉まで刺して軽い電気刺激を断続的に与える方が治療の優位性が得られる。その点では鍼治療の方が効果的な症状もあるが……。

「過去に鍼治療で苦痛を感じた経験がある患者さんもいらっしゃいます。心が拒否しているものを無理やり行うことはありません。それでも、何回か治療するうちに信頼感が生まれて、鍼が打てるようになる方もいらっしゃいます」

あくまで患者さんの希望が最優先というのが戸田院長のポリシーだ。

そんな戸田院長にとって、一つの転機となった出来事がある。

今から10年前のある日、治療院に一本の電話が入る。戸田院長が電話に出ると、相手は東京の警察官。何事かとおそるおそる話を聞くと、それは衝撃的な内容だった。

「○○さんをご存知ですか?」

「○○さんですか……知っています。どうされましたか?」

「実はビルから飛び降り自殺したんです。遺品に身元を特定するものが少なく、お宅の名刺が出てきたので電話しました……」

これには大きなショックを受けた。患者さんが自殺するなど初めてだったからだ——。

彼は自律神経の不調でうつ病を患っていて、薬を飲んでいた。治療院にやって来た時も、最初は表情が全くなかったという。問診をしても「はい」「いいえ」くらいしか答えられない。それでも、按摩を施すと、徐々に表情が出て来たという。

数か月、週に一度の治療で普通に会話ができるようになり、仕事にも復帰できたと聞いて安心していたところに届いたのが突然の訃報だった。「もう少し何かできたのではないか？」という自問自答が続いた。

それを機に戸田院長はうつ病など自律神経系の不調について徹底的に調べ、どういう治療が適切なのか更に熟考した。大学医学部の解剖実習の場に何度も立ち合わせてもらった経験から、戸田院長は自律神経の構造や仕組みを熟知している。どのツボをどのように揉むかもお手の物だ。また、一般的な按摩マッサージの技である〝甘手〟に対して、優しくタッチしながらも効果は大きいという、より難しい技である〝苦手〟も伏見先生から学び取った。

そうした知識と経験を踏まえた上で、病気になった本当の原因は何かと考えることが重要だという。いくら身体の不調を治しても、精神的な原因がなくならなければ完治とは言えない。

そう考えて、自律神経系の不調に効果的な施術方法にたどり着いた。

それが、按摩マッサージで全身をほぐしながら、同時に患者さんと会話をして、心を解き放つお手伝いをするという方法で、按摩とカウンセリングの合わせ技のようなものだ。

カウンセリングで患者さんの心を開いてもらう

自律神経失調症で特に効果的なのが、頭の頂上にある督脈上にある〝百会〟というツボ。そこを優しく深く刺激すると、身体中にジーンと響くような感覚が生まれる。そういう時に優しく話しかけることで、言葉が患者さんの心により深く届くそうだ。

その際に心掛けているのが、どうやったら相手が気軽に話してくれるかということ。

相手が仕事でストレスを抱えている場合は、戸田院長自身が働いていた時の失敗談などを話すと、相手は話しやすくなる。家庭内、夫婦間のストレスも同様だ。人間は誰でも失敗する。

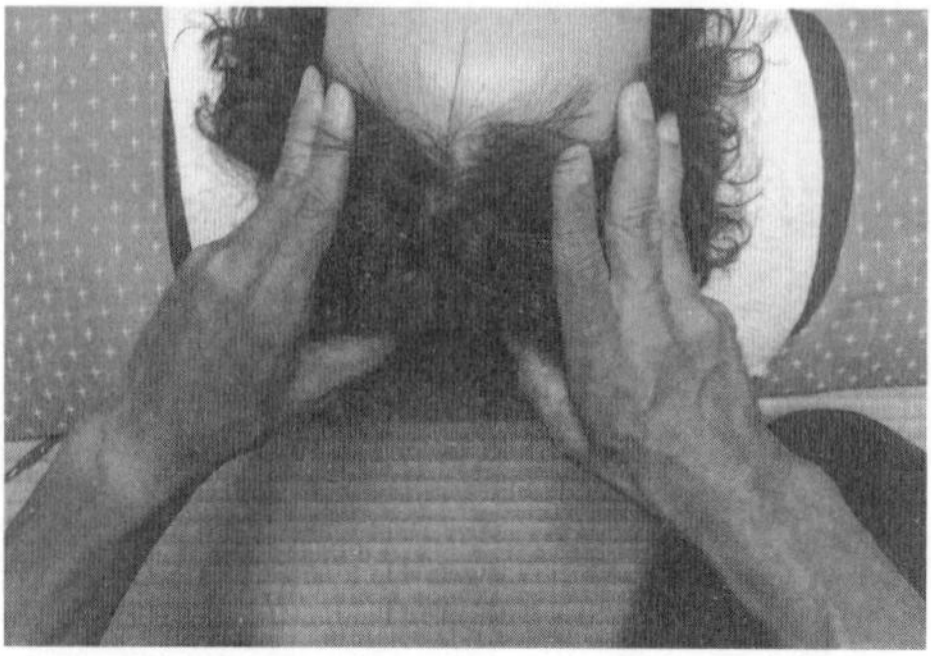

頭頂部の〝督脈〟を刺激し、身体中をリラックスさせる

失敗の数はたいていの人よりも多いという戸田院長。そんな失敗談で患者さんを魅了し、心をほぐしていく。

ただし、相手が話したくなければそれ以上は聞かない。自分から話したくなったタイミングで聞いてあげるのが大事で、無理やり吐かせるのは逆にストレスを与えるからだ。

そこでは、カウンセリングのノウハウも重要になってくる。

「自律神経失調症に関する深い知識も必要ですし、患者さんの立場を想像し共感する力も必要です。そして、患者さんの身体と自分の身体が一つになり、一体化した感覚で施術しています。そういう状態になると、患者さんの状態を共有しやすくなります」

また、施術で大事なことは他にもある。自律神経の異常が原因で生じる不眠の場合、全身の経絡を一つずつ丁寧に揉むことも大事だが、一方で、ちょっとしたアドバイスで改善することもあるという。

寝る前に手足が温かくなるのは誰でも知っていることと思うが、人間の身体は手足から熱が出ていて、熱を外に放出しながら体温を下げ眠りにつく。〝陽極まれば陰となる、陰極まれば陽となる〟というのは東洋医学の理だが、風呂に入って体温を高くすると、体温は自然と下がっていくので、その過程で眠ることができるという。

自律神経失調症による症状は多岐にわたる。不眠、頭痛、肩こり、冷え症……どんな症状がいつから出て、現在は良くなっているのか悪くなっているのか、全部聞いた中で、総合的に戸田院長がポイントになるところがどこかを判断する。

「似た症状でも、原因は一人ひとり違うため同じマニュアルが通用するわけではありません。その人に合ったマニュアルを瞬時に作り、即治療することが大事です」

1日の診察時間の半分を往診ということもある戸田院長だが、そんな時など、施術の後に患者さんとお茶をすることもある。中には施術後の話を楽しみにしている方もいて、30分くらい話すこともあるという。いろんな世間話をしながら、健康にいい話、相手にプラスになる話を一つ、二つ提供できるように心がけている。

笑顔で治療院を後にしてもらうために

「この仕事に就いた時は、按摩の技術をマスターすれば人の痛みを治せると思っていました。でも、本当はそんな簡単なものじゃないんです」

戸田院長はそう話す。その点で、伏見先生はいまだ雲の上の存在。

伏見先生は施術が素晴らしいだけでなく、観察眼もまた見事だった。人の裏側……相手が何を考えているかを見抜く力に長けていた。一言で言えば「天才」だった。

戸田院長は天才にはなれないものの、伏見先生のやり方を一つひとつ分析して研究して出版した『按摩の達人を目指せ！』。この本を通じて多くの後進を育てながらも自ら精進することで、少しでも多くの患者さんを救えると考えている。

ここで話は変わるが、戸田院長の趣味はランニングだ。

もともと走るのが好きだった戸田院長は、マラソンに挑戦することを決めた。しかも、〝凡人が究極の努力をすればできるサブスリー（フルマラソンを3時間以内で完走）〟を目標に置いた。何事も目標を高く設定してしまう。非現実的な目標に、周囲から〝冗談だろう！〟と言われたとか。

才能がないと自覚している戸田院長は、ランニングフォームの改造、最適な練習メニューの研究、食事や休養に至るまで徹底的に研究し、苦しいトレーニングを自らに課し続けた。そして走りはじめて6年、とうとう夢のまた夢と思っていた記録にチャレンジ。２０１８年3月に行われた「第6回サンスポ古河はなももマラソン」で2時間59分24秒という記録でゴール。ゴール後、気づいた時には救護室にいた。身体のすべてのエネルギー、情熱、執念で達成した。

そして現在は山の中を走る「トレイル」にはまっている。自然を感じながらも一歩間違いを犯すと危険を伴うため、本能を研ぎ澄ます感覚が特に好きだそうだ。また、レースでは、登る山の高さや特徴、コース、距離、制限時間などによって攻略方法が全く違い、戸田院長によれば、走る前から戦略を立てることが一番重要だと言う。コースと時間から導き出される必要なカロリー計算をして、途中で食べる量やカロリー補給のジェルも用意する。ちなみに、「第5回トレニックワールドin外秩父43㎞の部」で総合優勝したことがあるという。

ち密な計算と戦略の組み立てが必要な奥の深い競技がトレイルレースだが、マラソン同様、鍼灸マッサージの世界にも共通していると戸田院長は語る。

「一つひとつの方法を組み重ねていくことで治せる道があります。まだまだ足りない部分があ

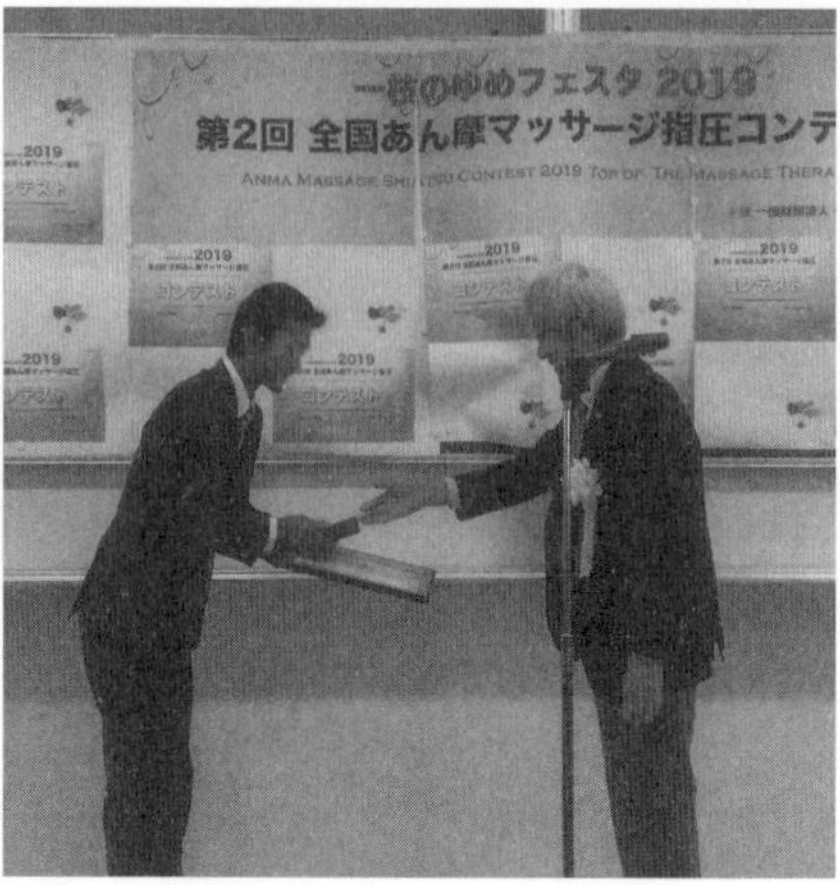

「第２回全国あん摩マッサージ指圧コンテスト」で優秀賞（第３位）を受賞

りますから、それを克服するのがこれからの人生の目標です」

研鑽の甲斐あって、２０１９（令和元）年に開催された「第２回全国あん摩マッサージ指圧コンテスト」で優秀賞（第３位）に輝いた。

そんなふうに天才肌ではなく努力型の戸田院長が治療に当たって心掛けているのは、やはり患者さんの表情や言葉だという。自律神経の治療後、「楽になりました」と口に出して言える方はかなり良くなっているわけで、症状が重い患者さんはそれすら言えない。

「でも、身体が楽になると、心も必ず楽になります」

そう戸田院長が語る。治療院にやって来た時に全く無表情だった患者さんが、院を後にする時には満面の笑みとはいかないまでも、少しでも口角が緩んでくれるよう心を込めて施術している。一人でも目の前にいる人を笑顔にしたい……それが戸田院長の生きがいだ。

（取材・文／萩原）

— 自律神経を整える神ワザ治療院15選　首都圏版 —

冨田勝院長
トータルバランスクリエイターズ
（東京都世田谷区）

間違いリセット＆再発させない知識でつらさ卒業
医師お墨付きの「バランス理論」でＶ字回復

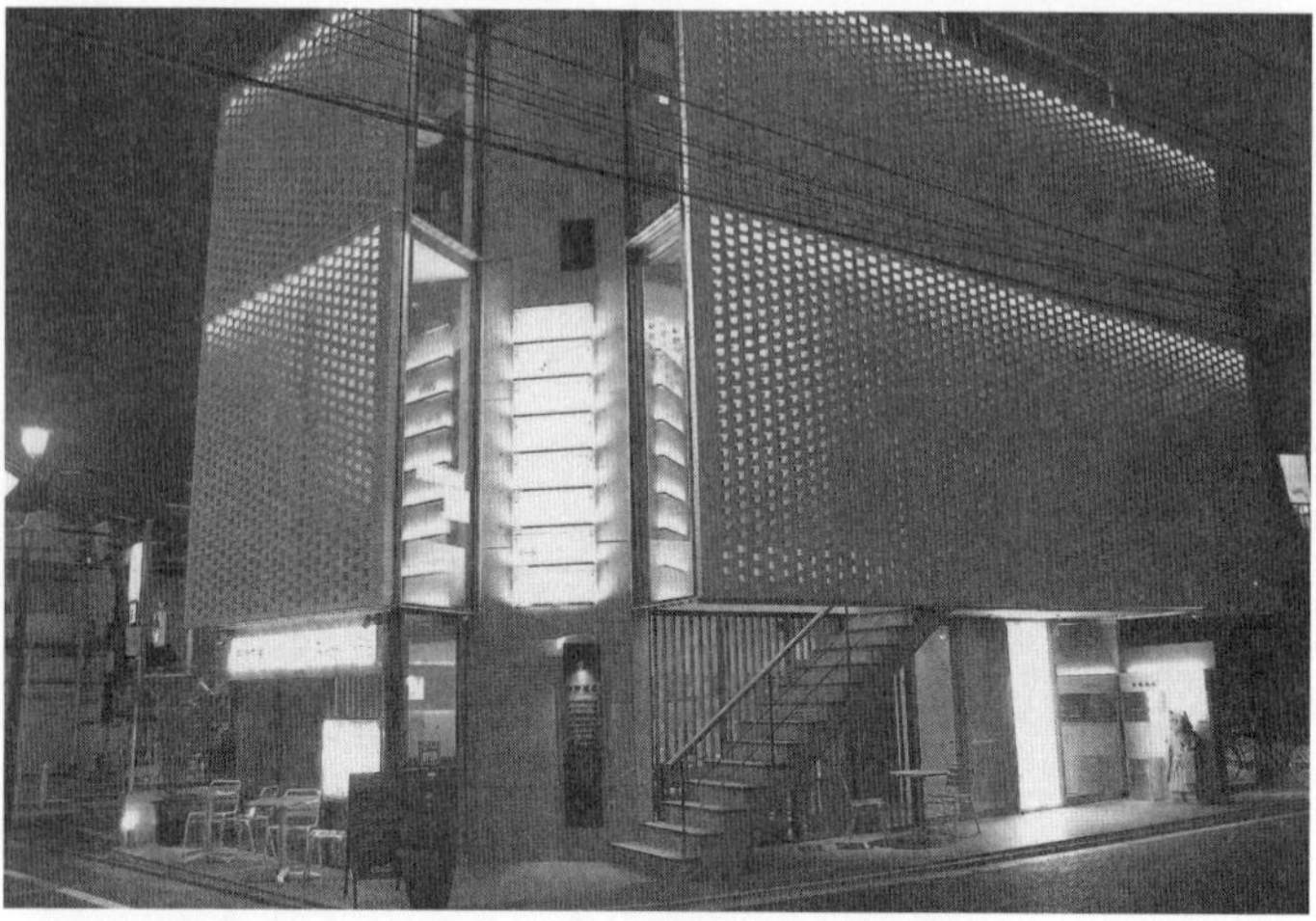
このビル右側奥のエレベーターで４階へ。院内はクリーンで広々。更衣室も広い

「身体の真実」を知ってほしい

初回体験は4年待ち、500人が予約中という超人気の美容整体『トータルバランスクリエイターズ』。テレビ、ラジオ、雑誌でも話題のここは、下北沢駅南口から徒歩3分のおしゃれビル4階にある。こちらの冨田《とみた》勝《まさる》院長に、自律神経系のお悩み解消法をズバリ聞いてみた。

すると、「話したいことがたくさんあるんですよ！」

施術、セミナーやスクール、取材対応で休む間もないという冨田院長だが、そんな疲れも見せず、話しぶりが熱い！　つらさを根本から治してあげたい、治る方法があることを多くの人に知ってもらいたい、という情熱ゆえに、息もつかせずたっぷり語ってくださった。

「そもそも自律神経とは、自分を守るためのものです。無意識に、不随意的に働く。たとえば汗。暑いから汗を出して蒸発させて気化熱で体温下げよう、なんて思ってやっている人はまずいないでしょう？　汗は勝手に出てきます。内臓も勝手に動いている、生まれてから死ぬまで。呼吸もそう。みんな自律神経がコントロールしています。自分の意思とは関係なく勝手に動いているので、そこを一番いい状態にするためには、どうしたらいいと思います？」

と一気にたたみかけ、「これですよ」と見せてくれたのは、人体の全身骨格と筋肉の解剖図だ。

「人の身体を解剖学的に見ると、左右対称なんです。内臓以外はすべてそうで、骨格はもちろん筋肉の形、硬さ、太さ、動き、感覚も左右対称にできている。どこにも左右差がないのが理想です。それに対して身体の前後は、背骨に沿って前・後ろ・前・後ろと生理的湾曲があり、そこを中心として重心がきているのが理想。この前後、左右のバランスが整っていることが、もっとも正しい姿勢です。身体偏差値１００の状態と言えます。それができていれば肩こり腰痛などまず出ません。このことは自律神経にも大いに関係しているんですよ」

一流選手ほど姿勢とバランスの重要性に気づいている

冨田院長は臨床家になる以前に、有名ホテルのコックからプロボクサーに転身した経歴がある。現役時代はフェザー級。同階級の平均身長より5㎝以上高い173㎝、体重57・1㎏という細身の体格は、格闘技の世界では「小さくて弱そう」に見え、ある意味ハンデだった。

「野球のイチロー選手も小さく見えませんでしたか？　でも実際は身長180㎝もある。なぜ小さく見えたか？　線が細いからです。その身体で世界記録をいくつも持っている。なぜそれができたのか？　私は確信しました。ああ、知ってるんだ、わかっているんだな、って」

冨田院長は笑顔を見せつつ、ちょっと悔しそうに言った。

「私は35歳だったんです、それに気づいたのは。イチロー選手は気づきがたぶんもっと早くて、10代頃から間違えそうになるたび軌道修正してきたと思います。だって大ケガしなかったじゃないですか。ケガや病気で戦線離脱したと、聞いたことあります？　ないですよね」

イチロー選手は「僕もケガはしますよ。でも早く治るんです」とインタビューで答えたそう。

「私もプロ選手になったとき、何が大事か考えました。パワー、スタミナ、コントロール、テクニックを狙う選手が多いです、一般のプロでは。でも世界のトップは違う。トップを走りつづけるにはどうしたらいいかを考えます。そのために何が一番大事なのか？　それが健康なんですよ。そもそも人間に一番大事なものは健康。そこに健康を保つための自律神経が思いっきり関係してくるのです」

自律神経が正常に働いてこそ健康を保てる。そんな健康な身体を作る一番の基本は、冨田院長によると、あの「正しい姿勢」に尽きるという。身体の前後左右のバランスがよい姿勢だ。これができていると身体のあらゆる機能が高まり、パフォーマンスも上がる。

「身体のバランスが良い方が絶対いいんです。バランスが悪いと運動神経の伝達が悪くなり、筋肉の成長もよくない。バランスが良い方が神経の伝達はいい、機能もいい、高レベルのパフォーマンスが得られ、見た目も美しくなります。すると当然、ケガや病気もしにくく、治りが早い。身体の各機能がちゃんと働いていますからね」

イチロー選手のほかにもう一人、フィギュアスケートの羽生結弦選手にも注目しているという。

「羽生選手も姿勢とバランスの重要性がわかっていて、そこをきちんと考えてトレーニングしているはずです。だから大ケガを早く治してオリンピック連覇ができた。それが決定的な差です。真実を知っているか、いないかで、たった1回の人生で大きな差が出てしまうんです」

こうした「真実」をもとに冨田院長が独自開発したのが「トータルバランス理論」であり、大人気の「バランス矯正プログラム」なのである。

治して前進させる「トータルバランス理論」

トータルバランスクリエイターズは、冨田院長の「トータルバランス理論」にもとづく「バランス矯正プログラム」を受けられる、女性専用・会員制の美容整体サロンである。

施術メニューは、全身バランス矯正、小顔矯正、ブライダルエステ矯正、痩身矯正など美容矯正がメイン。どのメニューでも、(1) 間違ったバランスのリセット(正常化)、(2) 正しいバランスをマスター、(3) 慢性的な悩みの出ない身体に変化、という三つのステップが達成される。「根本的に美と健康を取り戻す」ことで、心身の長年の悩みから「卒業」できる。

その成果は、驚きのビフォー・アフターで証明されている。施術の前後に徹底した問診、検査、分析を行い、どれだけ変化したか科学的データを集め、試験機関にて専門家による審査のもと、矯正効果は証明され、エビデンスも取得済み。写真も撮るから一目瞭然なのだ。

顔ならむくみやたるみが取れてスッキリ細くなり、お肌も改善。もっと驚くのは体型の変化で、ぽっこりお腹はへこみ、バストとヒップは上がり、「身長が伸びました」という体験談まで多数。整形手術か某ジム並みに、見た目の変化が凄まじい、いや素晴らしいのである。

あるテレビ局のクルーが、「彼女が内緒で小顔矯正をしたら、彼氏は気づいてくれるのか?」という企画取材をこちらでした。何も知らない彼氏は、実際にバッチリ気づいたそうだ。

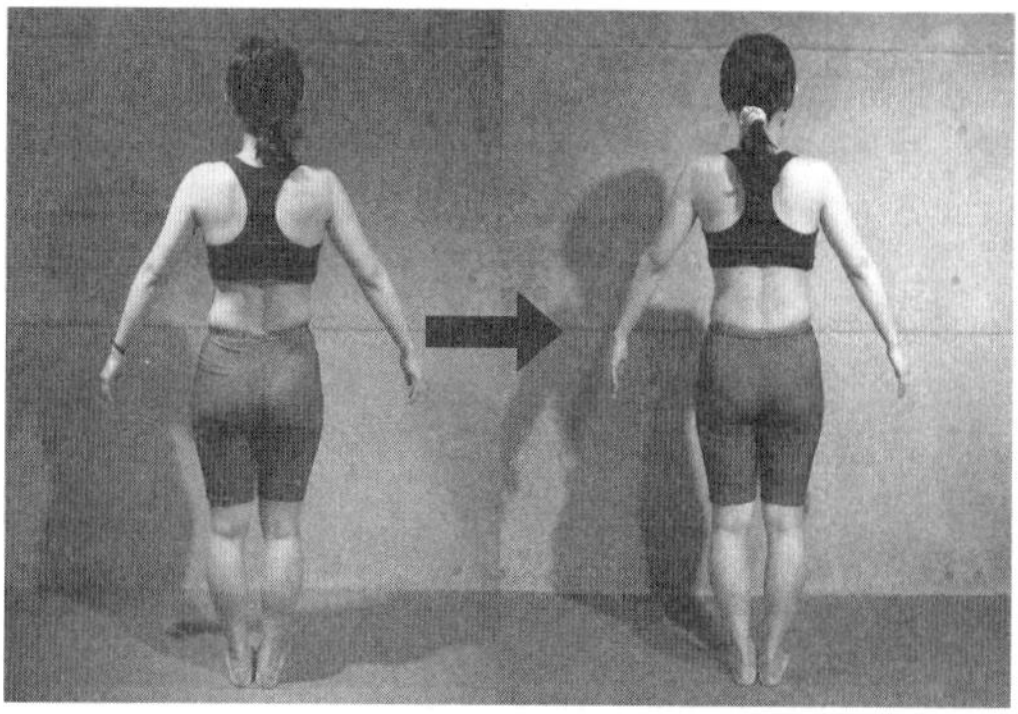

たるみは上がり、引き締まる！「変わらなかった人はいません」という劇的ビフォー・アフター

「そのオンエアは、突然の政変で報道特別番組が入ってお蔵入りしたんです。残念ながら（笑）。ともかく、物事がうまくいく人と、いかない人がいますが、うまくいく人は決まっています。本質を知っているんです。本質を知っていれば、おのずとコツがわかる。物事のコツを掴み、それを間違えずにコツコツ使っていけば必ず成功します。駄洒落じゃないですけど（笑）」

熱血な冨田院長の話は、とにかく楽しくわかりやすい。ふだんからこんな調子で、まずカウンセリングと説明に時間をかける。とくに初回体験では根本改善のため１００項目近い検査も行うためトータルで４時間かかる。この４時間を体験した人の９割が、納得して本コースに申し込むそうだ。

「問題を解決したいとき、まず理解することによって納得でき、正しい行動がとれ、解決、改善につながると私は考えます。身体が今どういう状態か、最初に知ることが大事なんです」

劇的ビフォー・アフターの裏には、意外とシビアな現実がある。施術前の詳細な検査結果を知らされ、ほぼ全員がショックを受けるそう。「泣いてしまった方も一人います」という。

「姿勢が崩れると顔や体型も崩れるんです。首や肩がこると、顎まわりがたるむ。血流が悪いから肌も荒れる。背中がこるとバストがたるむ。腰がこるとお腹が出る。前太ももが張るとヒップが垂れる。ただ、ショックを受けても治りませんので、それは無駄、必要ないです。『現在位置を知ったことによって、あなたは前進できるじゃないですか』と、私は言います」

こちらの施術プログラムは、「矯正というよりレッスンに近い」そうだ。冨田院長による手技は、毎回ほぼ数分程度で終わる。その数分で魔法のように全身のバランスが整い、筋肉もほぐれて身体がらくになるが、それがゴールではない。大事なのは、「バランスのリセット」と共に、「再発させないバランスの知識」を脳と身体で覚えこむことだ。

「問題箇所だけ治すことはせず、全身のバランス優先です。バランスが整えばじきに全部が治るからです。ただ治るだけでなく、前進していってもらいたいんで

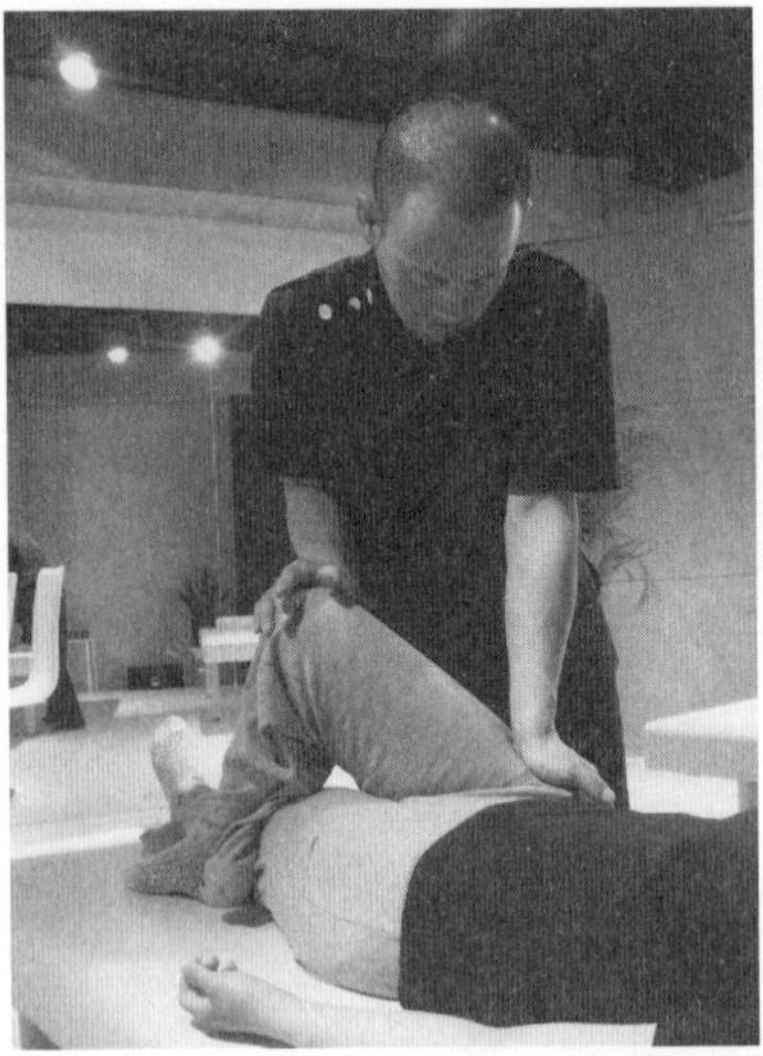
「根本改善には３か月ほしい。でも初回から目に見えて変化します」とのこと

す」

練習して自転車に乗れるようになった人は、多少ブランクがあってもきっと一生乗れる。それと同じで、このバランス理論が身につけば、戻らないし、自分で正せる。容姿もおのずと美しくなる。この先の健康と美も手中にできてしまうのだ。

「バランスを正せば、見た目もほっそり、きれいになります。その状態で運動すれば、筋肉を正しく使えることで高い成果が出ます。血流やリンパ、神経の流れもよくなり、慢性の肩こり、腰痛、頭痛なども解消です。自律神経も整うので不調があった人は改善されます。きれいになった嬉しさの相乗効果で、うつ症状までよくなる方もいます」

だからこそ医師や看護師のお客さんが多いのだろう。実は冨田院長自身、これで回復した。現役時代、骨折を含むケガや痛み、慢性の頭痛に悩み、まっすぐ立てないほどボロボロだった。そこから整体、カイロプラクティック、マッサージ、加圧トレーニングの専門家になったが、自身は治らなかった。だが約10年前に「本質」に気づいて以来、すっかりよくなったそうだ。

間違いだらけの人生を変えよう

「間違いだらけの人生って嫌じゃないですか。私の考える間違いとは、〝真実を知らないこと

トータルバランスクリエイターズ（東京都世田谷区）

で起こる現象〟です。真実を知っていれば、間違えない。知らないで困るのは自分自身です」

冨田院長は、「生きている間に達成したい夢がある」と言う。

「小・中学校の保健体育を変えたいんです」

第一の理由は、スポーツ界へ感謝の恩返しをしたい。第二が「オリンピックのメダル数は日本に敵わないよ」と世界に言わせたい。そのためにまず変えたいのは「間違った気をつけ」だ。

「あれは大間違いです。胸を張って顎を下げますよね？　身体の線がゆがみ、ストレートネックや反り腰になります。『正しい気をつけ』は、くるぶし、膝、大転子《だいてんし》、ひじ、肩、耳が一直線で床と垂直になっていないとおかしい。教師が気づいていないから、間違って教えていたんです」

だからこそ「正しい気をつけの姿勢」や「正しい身体の使い方」を、子供たち、教師、保護者たちに広めたいそうだ。

「そうすれば子供たちの成長や、運動能力、学力もまったく変わると思うんですよね」

イチロー選手や羽生選手のような世界的スターももっと育ってくるはずと、冨田院長は目を輝かせる。

「これも医学的エビデンスのある話ですが、腰痛の8割は原因不明だそうです。ケガや病気以外の、肩こりや頭痛、膝痛なども原因不明で、病院では治せません。注射や湿布は単なる一時しのぎ。まして痛いところを強く押したり揉んだりしたらいけない。もし指圧で気持ちよくなったとしても、筋繊維が切れて悪化するばかりで治ってないんです。こりや腰痛などの痛みは、骨格のゆがみや筋肉の硬化で体液の流れが滞ったことを知らせるために、脳が痛みの信号を送っているから。根本的にバランスを正して流れをよくしない限り治りません」

そう気づいたのは「患者さんたちが毎回、同じ箇所が痛いと通ってきて、根治しない」からだった。真実を知って愕然とし、「申し訳ないと思った」冨田院長は院長職にあった整体院の仕事をキッパリ辞め、また一からあらゆることを勉強し直し、「トータルバランス理論」に辿りついたという。

開業時にも波乱があった。勤務先が突然廃業し、やむなく独立を決めたのが2010年9月。クリスマスイブに会社を設立、翌2011年3月3日に開院し、第1号のお客さんを迎えたのは3月11日午後2時だった。その46分後、施術中に東日本大震災が起きた。その後3か月間はお客さん0人。開業資金の底が見え、残るは多額の借金だけ。「路頭に迷うかもしれない。カミさんにすまない」と怖くなり、震えて眠れぬ夜を過ごしたそうだ。

「自律神経も完全におかしかった。何でこんなひどいことばかり起こるんだ、と思ってました」

それなのに今では予約殺到の大人気サロンである。なぜ起死回生できたのだろうか？

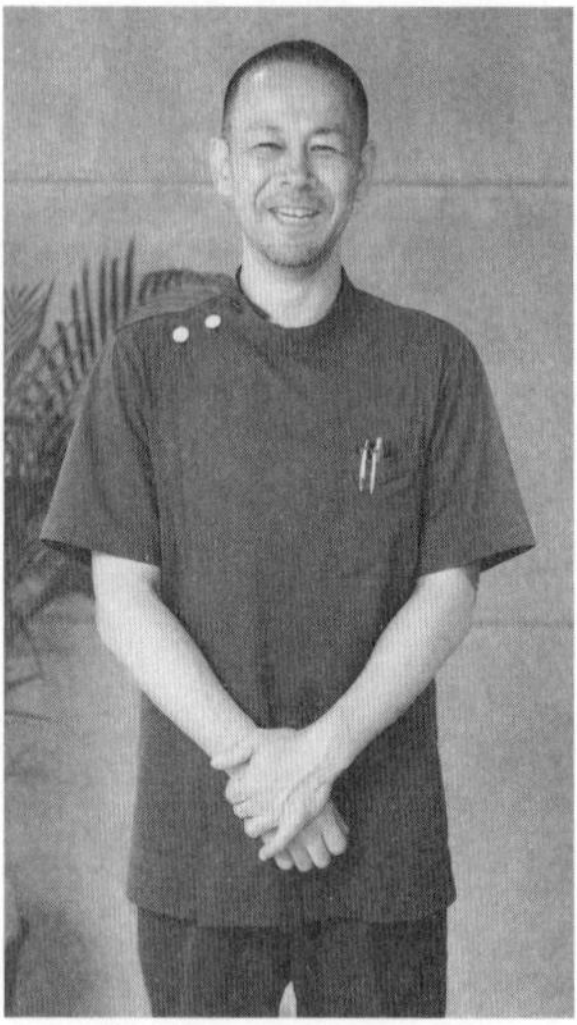

「バランス矯正で真の美と健康を手に入れてください」と語る冨田院長

「倒産寸前までいって、そこで原点回帰したからです。当初はまず一般的な施術をして開業資金を回収するプランだったのが、最初から自分のやりたい『本質』のバランス矯正を打ち出すしかないと開き直れた。でも実はこれこそ、多くの人が求めていたものだったんですね」

失意の3か月を過ぎたら予約が入り始め、「本質」が大好評でお客さんが激増、経営はV字回復した。だから、「今うまくいっていない人も、諦める必要は全然ないですよ」と冨田院長は言う。

現在、初回体験（4時間）は順番待ちだが、本コース（1時間）は予約枠が多く1～3か月ほどで卒業できる。お客さんは10代から70代まで、全国28都道府県から集まる。国内で一番遠いのは北海道の旭川。イギリスのバーミンガムから年1回メンテナンスに通う人もいる。

「自律神経の安定にはまず睡眠、食事、規則正しい生活などの基本が大事。それと何においてもバランスが重要です。バランスを正せば、身体は信じられない潜在能力を発揮し、見た目もまったく変わってしまいます。面白いですよね。身体は正直なんです」

（取材・文／重松）

― 自律神経を整える神ワザ治療院15選　首都圏版 ―

中村嘉宏院長

メディケア新宿

（東京都新宿区）

「治療＆美容」で健康と美しさを一挙両得！
日豪で磨いた抜群の手技でつらさを元から断つ

健康と美を強力サポートする〝大都会のオアシス〟

新宿駅西口から電気街の喧騒を通り抜け徒歩3分、新宿郵便局からすぐのビル7階に、『メディケア新宿』がある。

エレベーターを降りて院のドアを開けたとたん、まるで別世界だ。真っ白で静かな院内。三つの個室のドアが整然と並ぶ廊下の先に、明るい自然光が差しこむ大きな窓がある。

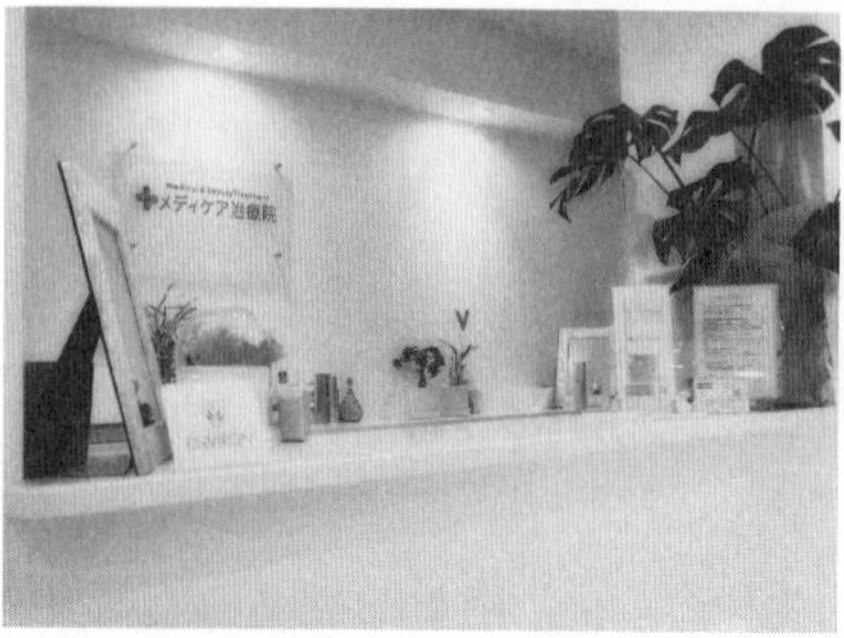

院内は大都会の喧騒を感じさせない癒しの空間

窓の外に目をやると、なんとすばらしい眺望だろう。広い空、点在する街路樹の緑。新宿副都心の高層ビル群の間でそこだけぽっかり視界が開けた、大通りの真上であった。まっすぐ先に、建築界の巨星・丹下健三設計の東京都庁舎をつなぐ美しい渡り廊下も見える。ここは大都会の中のオアシスのようだ。

「空がよく見えるでしょう？　この新宿で、ちゃんと空が見える。最初に見たときから、いいところだと思ったんです」

そう、穏やかに教えてくれたのは、中村嘉宏《なかむらよしひろ》院長である。

こちらは今年で開院10年になるという。公式サイトで「メ

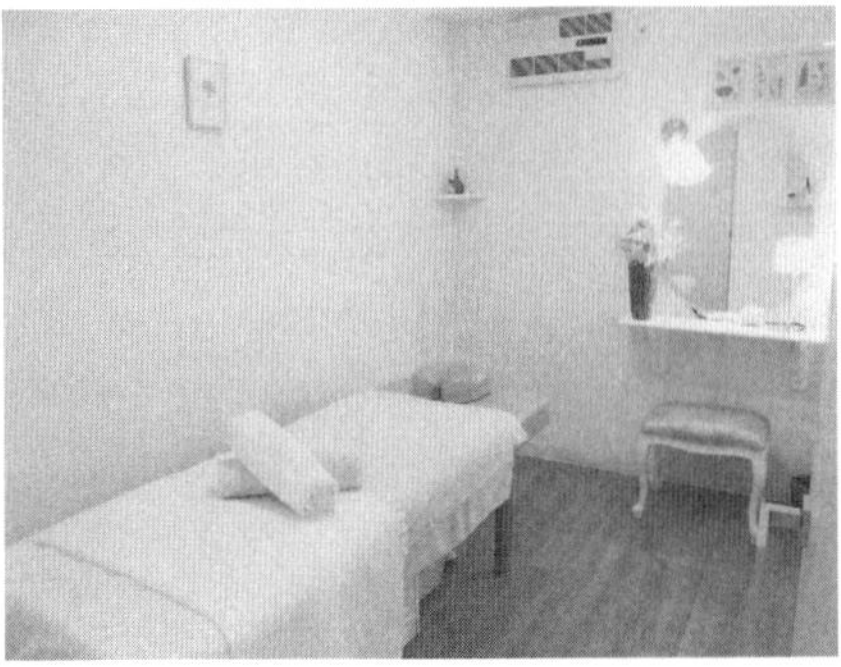

清潔感あふれる完全個室の施術室

ディケアフェイシャル＆美容矯正サロン」と謳ってあることから、中村院長による「小顔リフトアップ矯正」「美容はり」や、三人のエステティシャンによる美肌ケアなど、〝美容寄り〟のメニューがまず目を引く。

しかし、ここを癒し系の美容サロンなのかと思っていたら、もったいない。病院レベルの理論と熟練の技術を兼ね備えた「メディケア治療」がしっかり受けられる、正真正銘の治療院なのである。身体の根本からの健康と美しさが、ここ1か所で叶えられるのだ。

中村院長は、鍼灸マッサージ師の国家資格を持ち、整形外科病院のリハビリを含む臨床経験が非常に豊富である。さらに、オーストラリアで「リメディアル（医療）マッサージ」をはじめとするさまざまな療法を学び、ナチュラルセラピストの公的資格《ライセンス》を取得して現地で治療院を営んでいたという、類をみないキャリアの持ち主だ。

したがって、こちらで対応できる症状は幅広い。肩こり、慢性の腰痛、ギックリ腰、スポーツ障害、テニス肘、五十肩などから、眼精疲労、手術後の回復治療、スポーツマッサージにも及ぶ。女性向けには、生理痛、不妊症の改善、妊婦さんのソフト整体マッサージやソフト鍼治療のメニューもある。骨盤姿勢矯正も行える。

鍼治療に関しては、大人だけでなく「小児はり」も行い、オスグッド病（成長期のオーバートレーニングによる膝まわりのスポーツ障害。小・中学生男子に多い）の改善にもとりくんでいる。そして最近とくに、自律神経失調症の治療に力を入れているそうだ。

自律神経が整ってこそ美肌になれる

「自律神経は、交感神経と副交感神経からなり、本人の意識とは関係なく体温、血圧、呼吸、内臓機能などの調整を行っています。車にたとえれば、車内灯の夜間自動点灯や車線はみだし予防機能のような、コンピュータ自動制御システムに近いですね。それが私たちには備わっているのです」

と、中村院長は言う。ただし、完璧にコンピュータ制御されているはずのシステムでも、不具合があれば正常に作動しない。

「私たちの身体でもしばしば、自律神経システムの不具合があります。いくら寝てもとれない疲れやストレスは、放っておいてはいけません。自律神経のシステムエラーが起こり、身体にさまざまなつらい症状が出てしまいます」

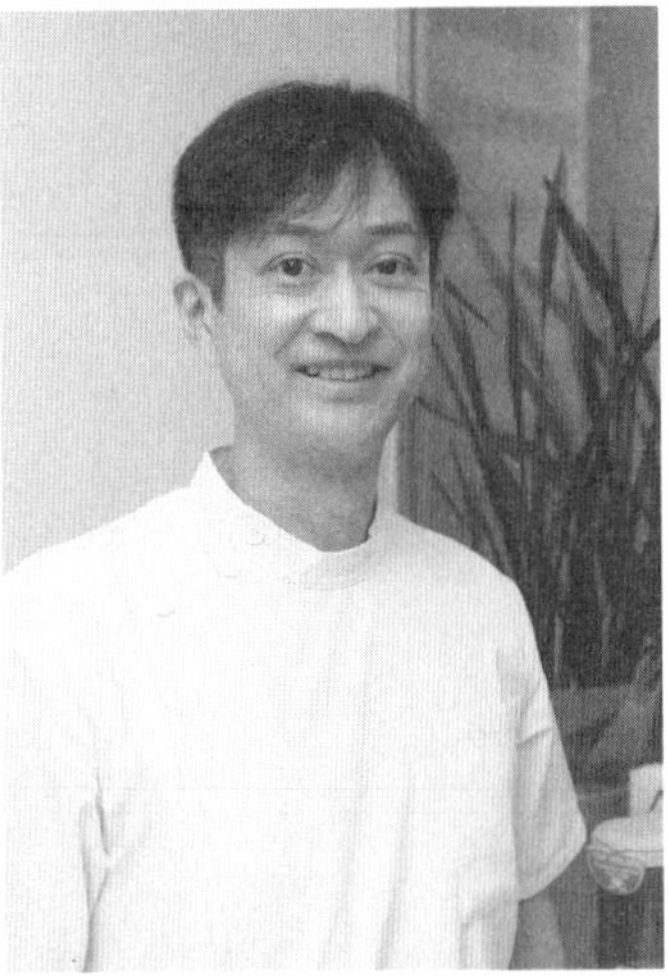

中村院長は学生時代から「東洋医学を欧米社会に持っていこう」と夢を抱いていた

たとえば、不眠、過食、緊張による張りやこり、発汗や新陳代謝のメカニズムの不具合による肌トラブル。さらに、下痢、頭痛、うつ状態、腰痛なども、自律神経の失調から引き起こされることがある。

そんな不具合をどう改善するのか。こちらの治療院の自律神経調整法は、「背中と首の筋肉収縮を和らげ、脳から背中を経由している神経の通りを良くすること」に主眼をおく。

「イメージとしては、走る車を渋滞させないように道路を整備して、正常な神経交通網を構築しなおします。正しい道順にそって神経伝達物質が滞りなく流れているのが、自律神経が正常に戻った状態ですから、そこを目指します」

具体的には、（1）整体マッサージで全身の筋肉をゆるめる、（2）背骨のゆがみを矯正して正しい位置に戻す、（3）必要があれば鍼治療も行う。それにより、いまあるつらい症状をとるだけでなく、身体の調子を根本的に改善していく。

以前は、ほかの症状を治すための整体マッサージや骨格矯正の一環として、自律神経調整も行っていた。高まるニーズを受けて、単独コースをつくったという。

希望すれば、フェイシャルエステに訪れるさいに、自律神経調整コースの整体マッサージを併せて受けることも可能となっている。「自律神経調整はお肌にもいい」と、多くのお客さんから好評だそう。もちろん男性にもお勧めだ。

ここが一番大事！　背骨と背中

自律神経調整コースの流れは、まず問診から始まる。いまどんな症状が出ているか、どんなところが気になるか、生活スタイル、習慣なども詳しく聞く。仕事をされている方ならその状況を聞く。デスクワークが多い、立ち仕事、リモートワーク、人前に出る仕事か等々。会社に入りたてか、管理職かなど、ポジションによってもストレス度が違うそうだ。

「それから、身体のバランスを見させてもらいます」

そう中村院長は言うが、実は患者さんが施術室に入ってくるところから、注意深く観察している。どんな歩き方をしているか、座り方はどうか。そして姿勢もチェックしている。さらに、腕を上げたり、回したりの動き、関節の可動域、筋肉の固さもくまなく調べる。

中村院長が最も注目しているのは、背骨、それと背中だという。

「背骨に沿って、脳からの神経伝達が全身に届くからです」

人間の背骨は、本来ならまっすぐな状態。それで、神経の流れがうまくいっているそうだ。

「でも、よくない姿勢が習慣になっていると、背骨がゆがんでしまいます。さらに疲れやストレスなどで背中の筋肉が張っていたら、神経を圧迫して流れがうまくいきません。身体に不具合が出て、自律神経失調症にもなります。そこを正して神経伝達がスムーズにいくようにすれば、身体の調子もよくなります」

ふだんから、ねじれた姿勢になっている人が多いそうだ。たとえば、前のめりで長時間、パソコンにかじりついている人。逆に、ふんぞり返って椅子に座っている人。携帯電話を首と肩で挟みながら話すクセがある人は、首やからだが傾きやすい。そうすると顔や顎もゆがんでしまう。傾きやゆがみは、はたから見ればよくわかるが、それを本人が一番自覚できないのが恐ろしい。

「首や肩が左右どちらかに傾いていると、人間は無意識に腰を反対側に曲げて、バランスを取ろうとします。それで傾きの反対側の腰がやられてしまうのです。そうなると背骨はグニャグニャです。姿勢を崩れたままにしていると、神経伝達がうまくいかず、何かしら身体に支障が出ます」

さらに、背中の筋肉のこりや張りは自律神経の崩れに要注意だという。とくに肩甲骨まわりの筋肉が固まっていると、背骨や肋骨がよく動かない。すると、肺のふくらみが阻害され、空気の取り込みが少なくなり、呼吸が浅くなる。自律神経は空気を多く必要としているが、空気を取り込めない状態。このような矛盾がエラーとなり、身体へ悪影響が始まるとのことだ。まず、指令を出す自律神経が正常なこと、指令を受ける機能も正常でなくてはならないのだ。

「背中の筋肉とバランスは、とても重要です。背骨と肋骨は関節で付着しており、正常なときは呼吸ごとに通常に動いています。しかし、背中がゆがんで筋肉まで固まっていると、神経伝達がうまくいかなくなる。と同時に関節の動きが悪くなるので必要な空気が取り込めなくなる。だから自律神経の崩れの悪循環が始まる前に背中の施術が必要なのです」

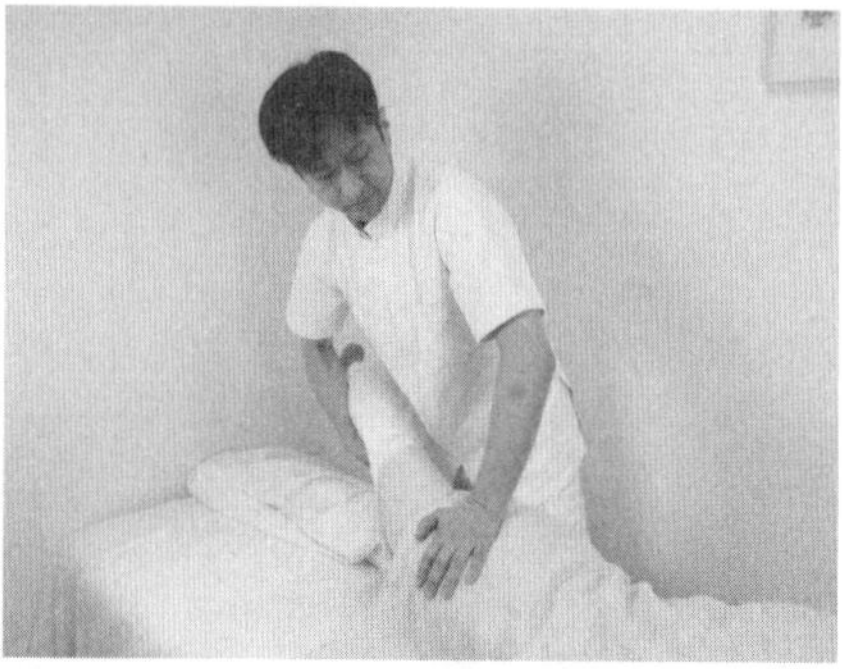

身体のバランス矯正の目的は「根本からの健康と美」

そこで、身体のバランスチェックを終えたら、まず全身の筋肉のこりや張りをとるマッサージを行う。とくに肩甲骨まわりが固まっている人は、重点的に手技でほぐす。ツボを強めに指圧していく東洋医学的な方法と、てのひらを使ったオーストラリア仕込みのマッサージを併用するのが特徴だ。腕、脚、足の土踏まずやくるぶしの下、頭、顔まわりも、入念な指圧でほぐす。

それから、背骨のゆがみを矯正する。必要に応じて肩関節などの可動域を広げて動きをよくする施術も行う。その手技はカイロプラクティックに近い。

「人によって施術の流れや順番、手法は全然違うんですよ」

とのことで、患者さんの状態に合わせてフレキシブルにケアするそうだ。

さらに、鍼が苦手でない人には、鍼治療を併用する。鍼の刺激がエンドルフィンなどの内分泌を促しリラックス効果で自律神経に働くことと、手技では届かない筋肉の奥までほぐせるからだ。患者さんの状態や治療箇所によって、使用する鍼の本数、長さを使い分ける。

ただし、鍼は好き・嫌いによっても効き具合が変わり、合う・合わないもある。

「恐怖感が強い人、苦手な人は相談してください。無理しないで大丈夫です」

中村院長は、ELECTRO ACUPUNCTUREという小さな電気機器を使い、刺した鍼の頭にコードでつないで低周波の刺激を与える治療も行う。ピク、ピク、ピクという規則的な電気刺激が筋肉のより深い部分を動かし、鍼の効果をさらに高めている。

医道を追求して劇団四季から海外へ

「この電気機器はもう30年近く使っていて、オーストラリアにも持っていきました。浅利先生が買ってくださったものです」

浅利先生とは、ミュージカルで有名な劇団四季の創立者で演出家の浅利慶太氏（1933～2018年）のことだ。

中村院長は、実は劇団四季の出身である。すでに鍼灸マッサージの国家資格を持っていたため、劇団では重宝されたという。自身も俳優として歌って踊りながら、先輩たちに請われて稽古や公演のさいにケアをしていた。肩甲骨まわりがこると呼吸や歌声にまで影響することを、そして自律神経にも影響することを実際に先輩たちの身体に触れて学んだ。

しかし俳優業より治療を探求したいと感じた。そしてもっと多くの症例を知って研鑽を積もうと決意して、入院、手術からリハビリまで行う整形外科病院に転職。そこで多くの患者さんに接してケアを担当しながら、医学生なみに手術の立ち合いが許され、レントゲンも見せてもらい、さまざまな症例と治療法、回復度をつぶさに学び、さらに知見を広めた。

病院でどんな治療をするのか、わかっていることは強い。この時期に得た知識と経験が、現在の施術に大きく役立っている。これからの治療師にも、病院研修を勧めたいそうだ。

32歳で、一念発起してオーストラリアに渡った。栃木県足利市生まれの少年時代から、俳優業のほかに「海外で仕事をしたい」という夢があったのだ。ビザの問題など数々の困難を乗り越え、妻子を日本においての挑戦だった。

当時、日本式指圧鍼治療が珍しかったシドニーで、早く英語を覚えようと外国人ばかりのシェアハウスに住んで異文化にもまれた。午前中は語学学校に通いながら、午後は日本人経営のエステサロンの1室を借りて開業した。営業活動をしないと誰も来てくれないので、自作のチラシをスーパーマーケットで手配りして宣伝した。通りを歩いている日本人を見つけては、一人ひとり声をかけてチラシを渡すこともした。最初は週一人から、だんだんお客さんが増えて仕事が軌道に乗り、半年で妻子を呼びよせることもできた。

オーストラリアでは、マッサージと鍼治療が民間医療保険の対象となる。働きながらカレッジに入学してナチュラルセラピストコースで3年間学び、公的な資格とセラピスト協会員のステイタスを取得して、正式に保険診療ができるようになった。そのかたわら、日本から訪れる政財界の要人のための出張施術も数多く行っていた。

気候風土のいいシドニーは住みやすい街で、仕事は順調、居心地がよかった。3年後には都市部に3部屋もうける分院を開業し、現地スタッフを採用して指導もした。しかし、青い空と海を見て4年も経つと、「まだ東京で勝負したい」との思いで帰国を決め、経営していた治療院はすべて人に譲った。帰国後、埼玉県で治療院の立ち上げを1軒プロデュースしたのち、ここ新宿で開業したのだ。

新宿で10年目を迎えられたことは、これまでの経験の集約と言う。

「大都市のシドニーには世界中から多彩な人種が集まっていました。そこで知ったのですが、欧米人は筋肉が柔らかいので、オイルマッサージが主流。でも東洋人の身体は、中国、韓国、タイそれに日本のマッサージのように強めの指圧じゃないと、ほぐれません。筋肉の質が違うんです。実際に治療してわかった、大きな発見でした」

そうした豊富な経験からあみだされたのが、中村院長オリジナルの「メディケア治療」である。日本式の丁寧な指圧鍼治療、整形外科の医療とリハビリ技術、そしてシドニー仕込みの医療マッサージなどの〝いいとこ取り〟をした治療スタイルだという。

「どんなにスキンケアに気をつけていても、身体が根本から健康でなくては、表情にも影響し、本当の美と健康は手に入れられません。自律神経からくる不定症状など気になることがある人はご相談ください。対症療法でなく根本からの治療を目指していきましょう。しかし、毎日の生活スタイルと姿勢が重要です。日々、簡単にできるセルフケアの指導もさせていただき、自身で治せる方法を身に着けてもらう。これが私のやり方です」

人それぞれのウィークポイントに合わせて、ストレッチやトレーニングの方法を細かく指導してもらえる。時々メンテナンスに通いながら、末永くつきあっていきたい治療院である。

（取材・文／重松）

— 自律神経を整える神ワザ治療院15選　首都圏版 —

長森夏弥子（崔邁）院長

長津田まい針灸院

（神奈川県横浜市）

中医学にもとづき症状タイプ別に適切な治療
どの病院でも治らなかった心身の悩みを解決へ

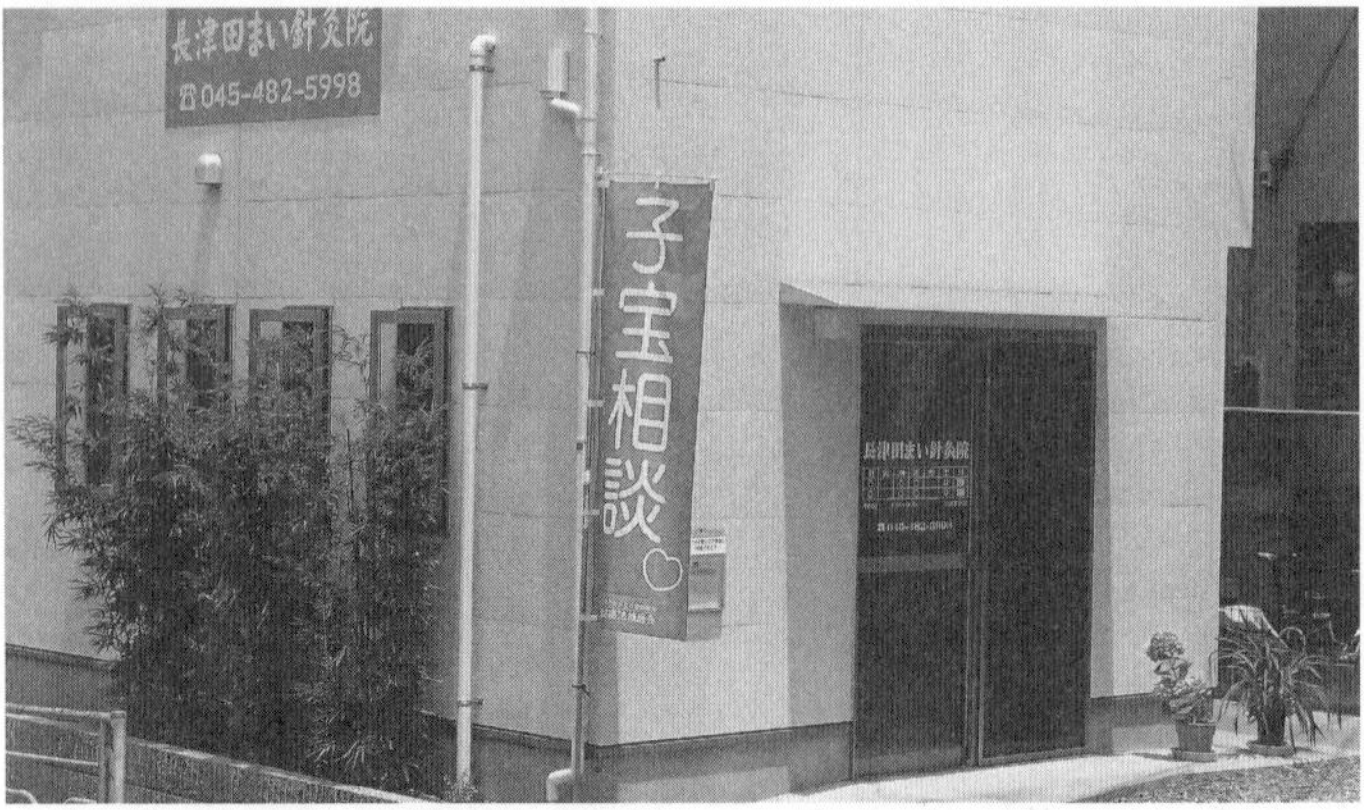

静かな住宅地の一角にある一戸建ての「針灸院」

のどかな郊外に驚異の「針灸院」がある

ＪＲ長津田駅西口から徒歩10分ほど。『長津田まい針灸院』は、緑豊かな庭や畑が点在するのどかな郊外の坂を下った、静かな住宅地の一角にある。

２０１５年６月に開業。小児はりを含めた針灸（鍼灸）のほか、漢方相談、肥満相談、生殖医療の不妊相談を得意とする。長年改善のみられなかった線維筋痛症、脊柱管疾患、脱毛症、小児脳性麻痺、そして自律神経失調症も改善させているという。患者さんは近隣都市、東京都内からも大勢やってくるが、とくに地元では子供からお年寄りまで多くの人に親しまれている。

「花粉症は針がけっこう効くんです。スッと鼻が通ってらくになります。近所の小学生で、花粉症の鼻づまりで夜よく眠れなかった子がいる。初めて来たときは針が怖くてね。でも今は『針に行きたい』と自分から言う（笑）。針をしている間、ぐっすり寝ています。針はいいですよ。すぐ効く。私もたまに自分にやるとぐっすり眠れて、スッキリします。安静効果があると思います」

長森《ながもり》夏弥子《かやこ》（崔邁《さいまい》）院長は、中医学を修めた中医師である。中国の四川省出身。河北中医学院（大学）卒業、河北省邯鄲市中医院の針灸科と内科で10年間、診療にあたった。

1991年に来日し、女子栄養大学大学院で生活習慣病（肥満や糖尿病）を研究して栄養学修士号を取得。さらに横浜医療専門学校鍼灸科で学び、日本の鍼灸師の資格も取った。登録販売者の試験に合格し医薬品販売許可を取得したので漢方相談もできる。神奈川県相模原市にある（財）ヘルスサイエンスセンターの中西医結合研究所研究員を10年間務め、東京・飯田橋の鍼灸院院長などを経て、独立開業した。

「中医学」とは中国伝統医学のことで、中国の病院では今も西洋医学と中医学が共存、融合している。長森院長は故国で病院勤務中、運動器系の病気と心・脳血管疾患の針灸と漢方治療を主に行ったそうだ。

「あの頃、朝そろって回診に行き、その後に上役の先生たちが弁証（診断）、治療法の指示、薬の処方をしました。この病気にはこのツボ、この手技がいいと仰ったこと、やれば本当に効きます。効かなかったことないみたい。たくさん見て勉強しました。若かったから私も真面目で、ノートをとって覚えました。内科の名医だった韓志合、韓誠先生、針灸科の名医・王順婉先生たちのご指導の下で仕事したあの頃、毎日時間を無駄にしないで一所懸命、先生がたのやり方を覚えること、自分自身の臨床経験をまとめることが将来絶対役に立つと信じていました」

当時はまだＣＴスキャンもない時代だった。発症した患者さんの瞳孔や舌、脈、症状の進み具合などを素早く診て、それが脳出血なのか脳梗塞なのかも自力で判断した。脳出血だったら止血の薬、脳梗塞なら血液をサラサラにする薬が必要なので正反対の診断になる。針灸治療をするツボもそうで、症状のほかに、元々の体質などでも選択肢が変わるという。

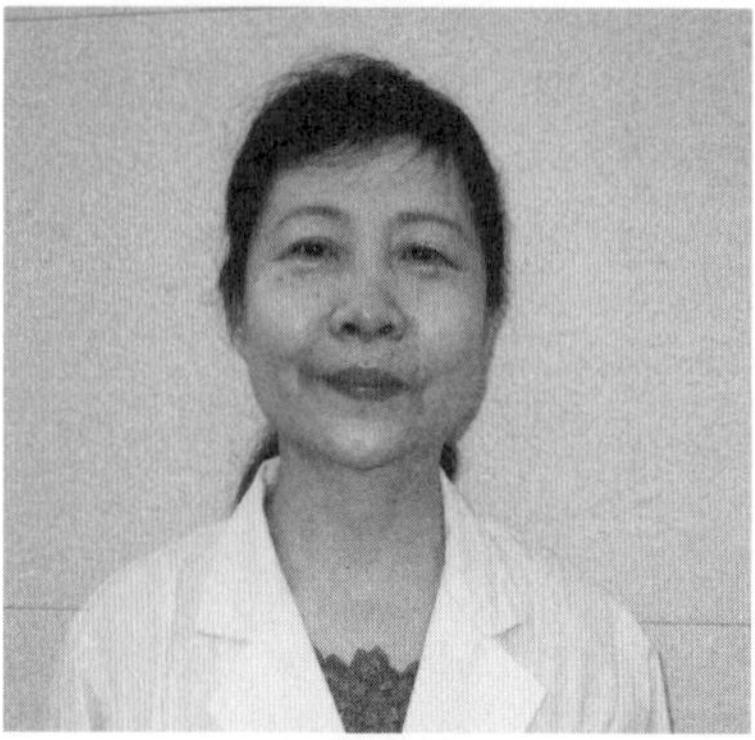
針灸のほかに漢方相談も充実。「お気軽にお尋ねください」とのこと

「中医学では、弁証がもっとも重要です。必ず弁証をして、治療法や効くツボを描いてから手技をします。これが本当に大事。病因や経過、舌診と脈診を具体的・論理的に分析し、体質に合う治療方法を選択することが、中医学の『弁証論治』です。たとえばカゼ、風邪（ふうじゃ）の場合でも、暑がりの人なら風熱、寒がりの人は風寒になりやすく、それで飲み薬やツボも違ってきます。そこを間違えたら治療も間違えてしまう。また、正しく弁証ができても、正しいツボ、効

くツボを選ばないと効果はあまりない。針を打つには経験がとくに重要。そもそも正しいツボを知らなければ理想的な効果を得るまで遠回りになってしまいます」と長森院長は言う。

ところで、日本では「鍼」と書くが、中国では「針」。こちらの治療院は中国式の「針灸院」である。中国針灸と日本鍼灸の両方のプロフェッショナルである長森院長に、中国式と日本式の違いを聞いてみると、中国針灸は弁証が絶対条件で、とくに舌や脈を診ることが肝心だという。

「日本の鍼のほうが刺激としては浅い、優しい鍼です。リラックスさせる効果があり、だからある種の精神的不調にいい。私も必要であれば併用します」

針治療は人によって合う・合わないがあると聞くが、長森院長によると「それはツボのとり方の問題です」という。

「その患者さんに合うツボをとる。そして手技の強さ、弱さも変えます。重い症状の患者さんに弱い針は効かない。でもデリケートな人に最初から強い刺激は難しい。見極めが大事です」

ハイレベルな知識と経験の塊のような院長の手で、オーダーメイドで施術してもらえるなら安心だし、なんとも頼もしいではないか。

中医師による自律神経失調症の治療法とは？

長森院長は、第24回代田賞奨励賞《しろたしょう》（2000年）受賞の「脊柱疾患に対する中国鍼と按摩による治療効果の研究」を皮切りに、日本や世界の鍼灸学会で論文を多数発表してきた研究者だ。

自律神経失調症には10年以上前から注目して臨床データを集め、研究を重ねてきて近々、治療効果をまとめた論文を発表する予定だそう。自律神経系のつらい症状に悩む人、どこへ治療に行っても治らなかった人のために、専門知識がなくてもわかる範囲で簡単に教えてもらった。

「自律神経失調症は、針灸の臨床でよく見つける疾患です。とくに飯田橋にいた頃たくさん診ました。場所柄、サラリーマンが多い。受験生、学生、先生、会社経営者もよく利用しました。症状が重い人は管理職が多かった。責任が重い人はつらいですよ。頭痛、動悸、頭が重い、全身疲労、過呼吸などが出て、学校や仕事に行きたくない、自殺したい、人を殺したい衝動も出ます。いまの日本の社会そのものが厳しいでしょう。悩む人が増えるのはしかたないですね」

長森院長は、これまで診てきた患者さんの症状や様子を分析し、自律神経失調症を五つのタイプに分類した。そこに西洋医学による定義と中医学による弁証を重ね、タイプ別の主な症状、治療法、効き目のあるツボや手技とその効果をまとめ、さらに治療後の変化を記録している。

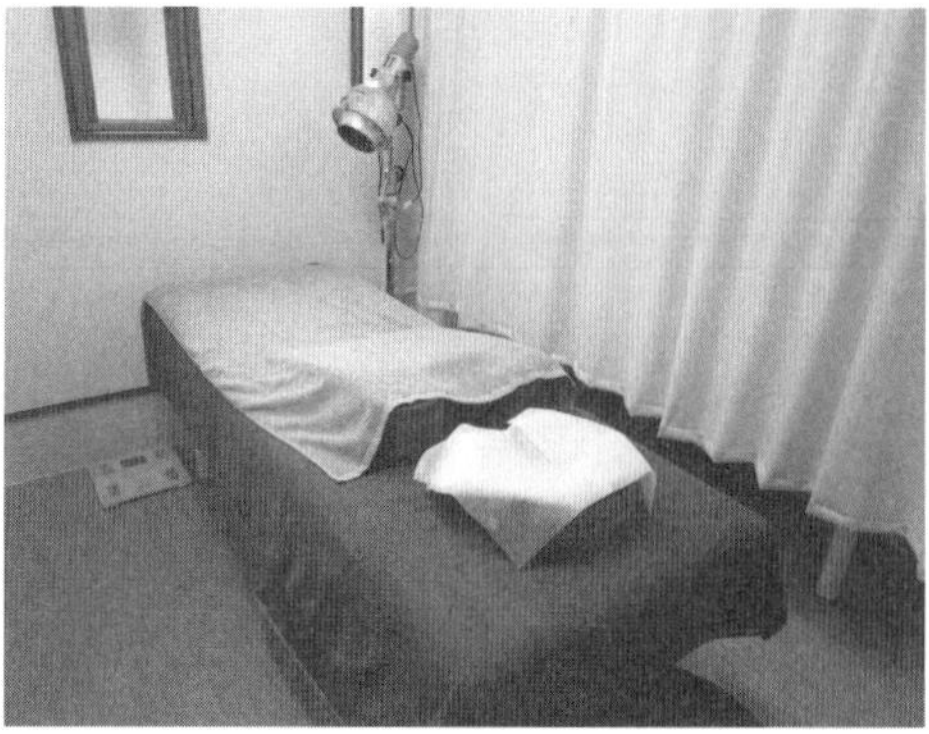

施術室のベッドは２台。こまめな消毒と換気で非常にクリーン

「自律神経失調症の治療は、主に針をします。お灸はほとんど使いません。体質によりうつぶせ寝で、あるいは仰向けで針を打ち、必要なときパルス（一定のビートを刻む低周波の電気）を流します。時間は45分間。希望によって1時間。不眠で悩んでいた人も、ここへ来たらスーッと眠っています」

　針治療にはストレスで頭にのぼった血や気を下ろしてのぼせを冷まし、リラックスさせる効果がある。だから大事な試験や面接、大会の前に心身の緊張をほぐすのにもいいそうだ。

　一連の施術が終わると、多くの患者さんがこう言うそうだ。

「こんなに身体が柔らかくなりました、ずいぶんこっていたんですね、って。ほぐれて初めて気がつくね（笑）」

　針をするツボは、基本的な処方があり、また五つのタイプそれぞれに有効なツボもあるとのこと。というような理論や方法を詳しく知りたい方は、長森院長に直接尋ねるか、施術を受けてその気持ちよさを体感されることをおすすめしたい。

根本にある「つらい記憶」を捨てる

ただ、タイプ別のツボを刺激する針だけで、自律神経失調症の重いケースがすぐ完治するわけではないという。

「中医学の考え方では、気、水、血の順で流れが悪くなり、長引くほど複雑な症状が出て治りにくい。その根本までたどって解決しないとぶり返します。原因を断つことが重要なのです」

自律神経失調症は、西洋医学の検査で病気が認められない場合には、主にストレスが引き金になっているという。精神的なストレスを招く人間関係、仕事、生活、受験などの悩みやプレッシャー、身体的ストレスとなるケガや痛み、過労、光、音、温度などいろいろある原因の中で、一番根深いのは脳裏に刻みつけられた「つらい記憶」であるという。

「精神的にとてもつらい思いをした人は、その強い刺激が脳に刻みこまれて『記憶痕跡』となり、自律神経失調症を引き起こすと考えられます」

自律神経失調症がなかなかよくならない人、すぐ再発する人は、つらい記憶を忘れ去ることができず、しかも度々よみがえり、それで苦しい症状が繰り返し引き起こされてしまう。

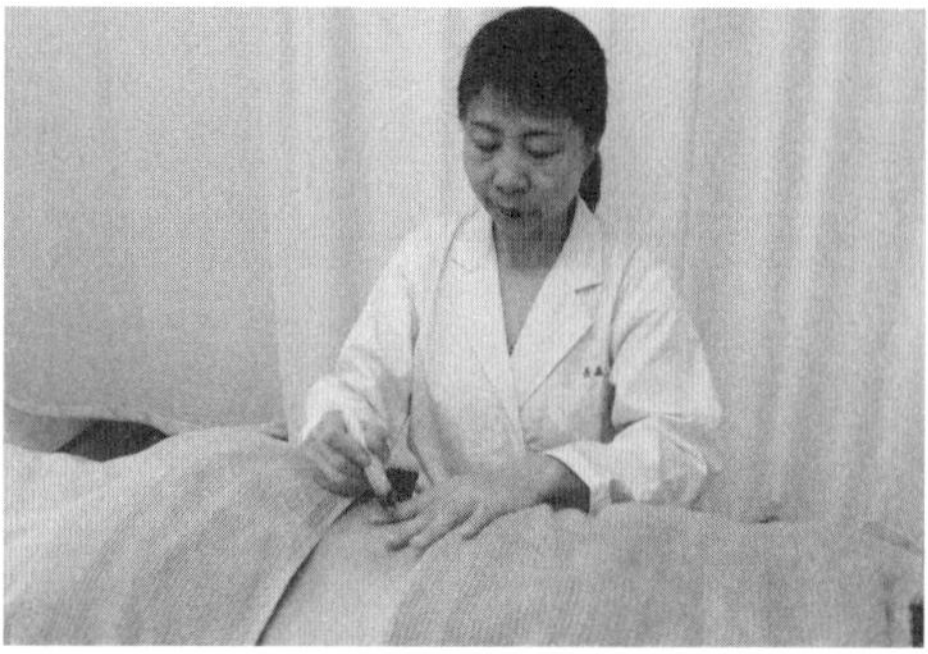

「身体がらくになった。改善しました」と言われるのが何より嬉しい長森院長

「つらい記憶を薄れさせ、ストレスを再発させないための特別な手技を考案しました。実際にその手技をすると、患者さんのつらい記憶が薄くなり、自律神経の症状も早く改善しています」

この施術のポイントは、頭部の三つのツボに刺針し気を得たあと、さらに3分間ほど手技を加え、普通より長く針感を与える。その間に「過去のつらい記憶がまるで映画のように頭によみがえってくる」が、「その記憶を遠いところへ捨てて二度と戻らないイメージを持ってもらう」ことが肝心だ。

「つらい記憶は、重い荷物なのです。荷物を捨てて、らくになって」と長森院長は言う。

この特別な手技を受けた患者さんは、泣いてしまうこともあるそうだ。でも針を抜けばスッキリして、つらい記憶が薄れている。施術1回めから多くの人にいい変化があるという。つらい記憶が薄くなると、長く苦しんだ身体の不調も速やかに改善する。

「針の効果は科学的には解明されていませんが、強い刺激を与えると、不快なつらい記憶は薄れるものです。以上の効果により、私はこの手技の針感が記憶痕跡を呼び覚ます神経の興奮を抑制する効果があると推測します」

ただし注意事項がある。この施術は一般の針治療より少し刺激が強いので、睡眠不足や空腹時にはしない。あまりにデリケートな人も避けたほうがよく、体質改善を先にして様子をみながら行う場合がある。

「それと、つらい思いの痕跡は、完全には消せませんが、その記憶が気にならなければ、自律神経失調症の症状が早く改善できます。上手にストレスを受け取って、気にしない、気をらくにして、と患者さんによく言います」

家族関係のストレスで自宅にいるのも苦しい人、過去のストーカー被害によりパニック発作を繰り返す人、受験のプレッシャーの後遺症で本を読んでも理解できなくなった医学生など、長森院長のもとには切迫したさまざまなつらさを抱える人が来る。

施術後のアンケート集計によると、「非常につらい」と訴える人は1回めの施術で気にならなくなることが多いそうだ。つらい記憶が薄れれば気力が湧き、長く苦しんだ症状も快方に向かい、多少のストレスに負けない気丈さも出てくるようだ。

人生経験から生まれた「効く針」

それにしてもなぜ、どんなきっかけで、この特別な針治療が開発されたのだろうか？

「それは私自身の経験から、このようなツボと手技が効くことがわかったからです」

そう穏やかに語る長森院長のお話は、壮絶だった。「文化大革命」で小学3年生のときから教科書が簡単になり、授業は半日だけ。学ぶ代わりに地元の大きな陶器製造工場で働かされた。

「災難でした。農村に下放《かほう》されないだけよかったが、私にとって本当に災難。もっと勉強したかった。石膏で型を作る仕事を毎日しながら、満足していませんでした。でも、進学したくても入試がない。有力者の子供だとか強力な人脈がないと推薦されず、私は結局ダメでした」

ただ、お母さんだけは密かに「勉強はつづけなさい。数学や物理などを忘れないで。きっと役に立つ日がくるから」と言ってくれたそうだ。何をどうしたらいいかもわからなかったが、毎朝5時起きで自分なりに勉強をつづけた。その努力は何年も経ってようやく報われる。

「鄧小平《とうしょうへい》主席になって時代が変わり、入学試験が始まったのです。私はそれで救われました」

中医学の道を歩み始めた時点で、25歳だったという。

1991年にまだ小さい息子さんを連れて日本に来たとき、日本語が全然わからなかった。

「私は幸せで、支えてくださる方に大勢恵まれて有難かった。でも、つらいこともありまし

長津田まい針灸院（神奈川県横浜市）

た」

勉強、生活、仕事、人間関係に苦しんだ。多忙でみてあげられない我が子のことも心配。泣きたいほどつらく、ストレスで頭がパンパンになりどうしようもなくなると、自分に針をした。

「つらさがひどいと、細い優しい針では効かないんです。私は域値《いきち》が高い（痛みに強い）ので、あるとき頭に太い、強い針を打ちました」

ズンと効いて、そのとたんに過去のあらゆるつらい記憶が早回しの映画のように思い出され、とても嫌だった。でも、やがて気づけば頭はスッキリ、気力が戻っていたそうだ。

「私はそのとき、つらい記憶が戻ってこないように江ノ島の山の向こうに捨てました（笑）。まだ薄っすら残っているけど、気にしない。針がなかったら、きっとここまでこられなかった」

こうして生まれた手技を受け、長年苦しんだ症状が速やかによくなる患者さんは多いそう。

「自律神経失調症は、針治療で改善しやすいです。ほとんど効かない人がいないし、すぐ変化が出ます。私は得意としています。患者さんには粗い針は使いませんので、大丈夫ですよ」

長森院長が笑顔で言ってくれた、この心強い言葉に励まされる人も多いのではないだろうか。

（取材・文／重松）

— 自律神経を整える神ワザ治療院15選　首都圏版 —

土方龍明院長

フィット鍼灸整骨院 国立院（東京都国立市）

患者さんの身体と心の声に真摯に向き合い
不調や不安の『解決』を提供する

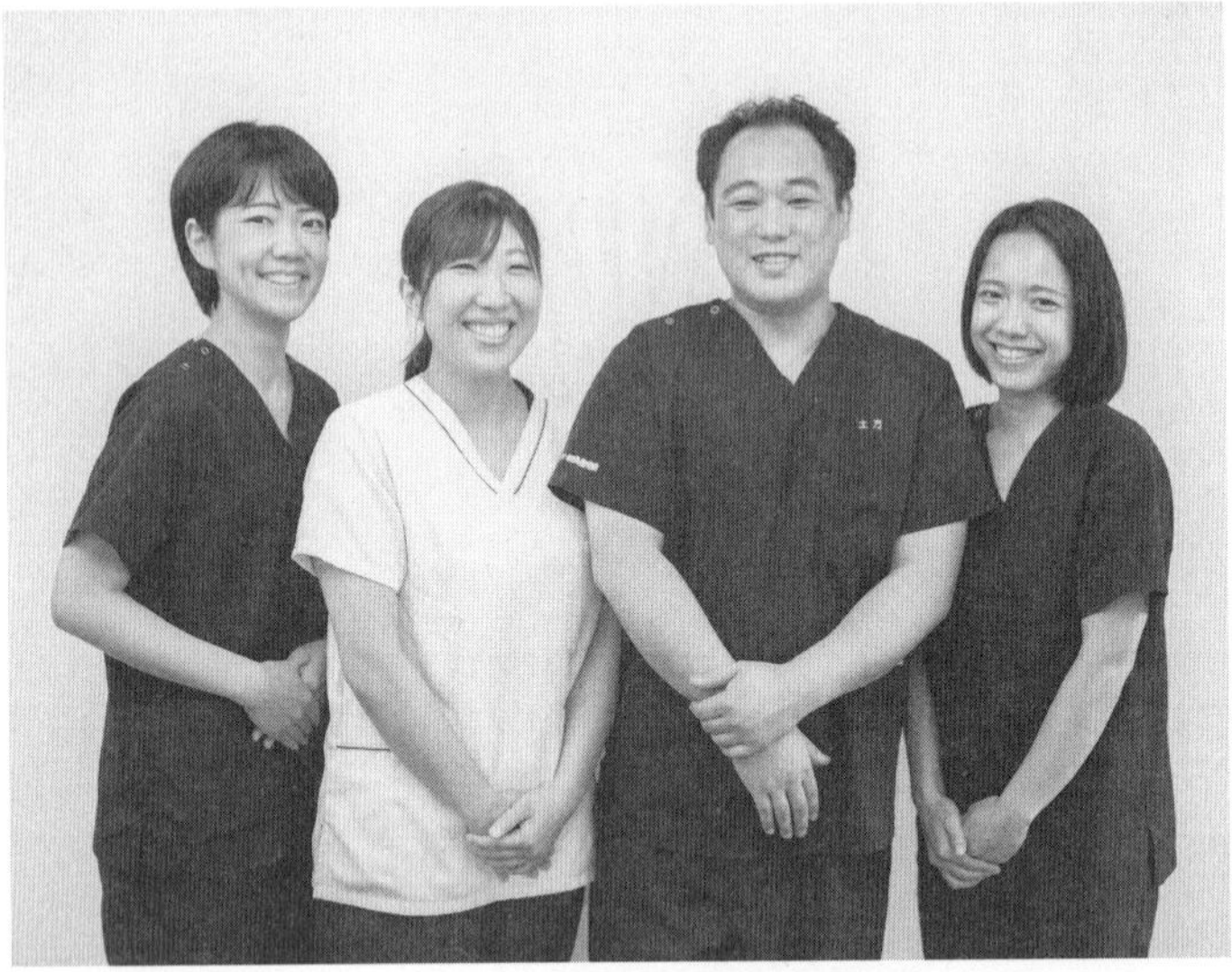

国立院のスタッフ。左から桑迫先生（鍼灸・あんまマッサージ）、高木さん（受付）、土方院長、奥原先生（柔道整復師）

患者に『解決』の提供をモットーに

ＪＲ南武線谷保《やほ》駅北口ロータリーから北東側の小道へ入り歩くこと約5分。谷保第一公園の西側に建つマンションの1階に『フィット鍼灸整骨院・国立院』が見えてくる。院内待合室は薄い木目の壁や天井で落ち着いたアットホームな空気を醸し出す。施術スペースは通常の鍼灸治療院と比べて、広々としており、施術を行うベッドとベッドの間隔も十分なゆとりを設けている。

出迎えてくれた土方龍明《ひじかたたつあき》院長は、人懐っこい笑顔とともに、柔和で話しやすい雰囲気が印象的だ。１９８０年生まれの若い院長だが、埼玉東洋医療専門学校

（現在閉校）卒業後、鍼灸治療院を経て、２００６年からオーシャンズクルー整骨院グループに在籍。同院院長として8年目を迎えた「神ワザ」を持つ鍼灸治療のプロフェッショナルだ。治療には、患者さんの状態や症状、さらには意向に合わせて、鍼、灸とともに整体の施術も行う。土方院長が患者さんと向き合うときに一番大切にしているのが『解決』を提供することだという。

「痛みや不調の解決を提供することはもちろんですが、患者さんの心の声に耳を傾け、不安や悩みを解決することにも注力しています」

この言葉の通り、施術前の問診には充分な時間をとる。事前に記入してもらうカウンセリングシートを見ながら患者さんの状態の聞き取りを行い、まずは、今の身体バランス・状態の説明をしっかりと行う。そのうえで、適切な施術の方法を提案し、患者さんが納得してはじめて施術をスタートさせる。カウンセリングシートには患者さんの症状や悩みが記載されているが、聞き取り中のコミュニケーションによって、その奥、その裏にある心の声に耳を傾けるということだ。

「痛みを取りたいと来院された患者さんでも、話を聞いていくうちに、痛みが原因で育児や家事、仕事が滞り、夫婦関係あるいは嫁姑関係が悪化しているということもままあります。患者さんは、そのことに追い詰められ、『すぐにでも痛みをなくさなければ……』と焦っているの

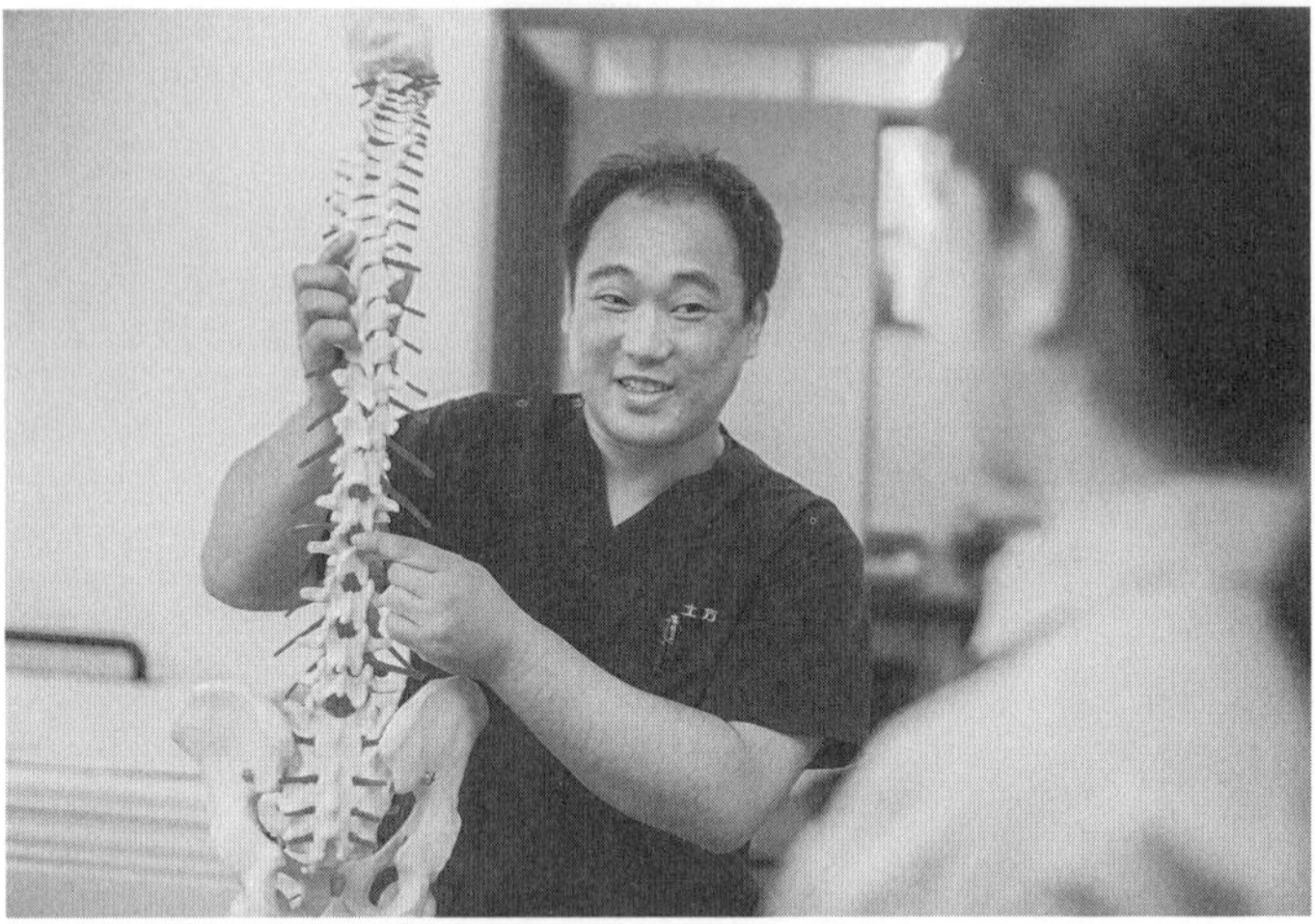

いつも笑顔の土方院長。患者さんの身体の状態などの説明には、時には人体模型なども使いわかりやすく解説してくれる

です」

　つまり、痛みや不調などの症状が出ている部位の施術のみならず、精神面への施術、たとえば、ストレスを軽減する施術、落ち込む気分を改善させる施術なども併せて行うことで、身体と心の両面でのケアが可能となるわけだ。患者さんの心を開かせ、症状の裏にあるさまざまな要因を聞き取りの中から引き出せるのは、土方院長の人懐っこい笑顔や柔和な人柄に大きく起因しているのは間違いないだろう。

「『本当の健康』とは何か？　と考えたとき、これは単に痛みや不調がないことだけではないと思うのです。ＷＨＯ（世界保健機関）は健康の定義を『病気でないとか、弱っていないということではなく、肉体的にも、精神的にも、そして社会的にも、すべてが満たされた状態にあること』としています。患者さんはもちろんですが、その周囲の人々も、またその関係性においても健康であることが真の健康ではないかと考えています」

患者さんの身体と心の声に耳を傾け真摯に向き合う土方院長。それは『本当の健康』へと患者さんを大きく導いてくれるに違いない。

未病の症状を解決し、やりたいことができる人生を提供したい

施術後には、今後の治療方針や身体に必要な来院ペース・回数をわかりやすく説明することも大切にしていると土方院長。

「鍼灸にしても整体にしても、患者さんの身体に触れてはじめて、その状態が把握できます。痛みや症状の解決のための来院ペースや回数とともに、『未病』の考え方も含めて、提案するようにしています」

東洋医学的な未病とは、自覚症状はあるものの検査では異常がないなど、発病には至らないが症状は出ている状態を指す。五臓六腑がつながっているという考え方が根本にあり、軽い状態のうちに異常を見つけて病気を予防するという考え方だ。

西洋医学は身体全体ではなく、各臓器、各部位の原因を探るのが一般的だ。病気になる前の身体のSOSであったとしても、その症状には個人差があるため、検査の結果、何か病変がなければ治療を受けることは難しい。自律神経に起因する不調を訴え、病院で検査をしたが問題がないということで医師から『うちでは診るところがない』と突き放された患者さんが土方院長の元を訪ねることも少なくないという。しかし、原因不明の痛みや不調は患者さんの不安を増長させる。

「まずは痛みやさまざまな不調、不安など、患者さんが不快に感じている症状を解決し、安心していただくことが治療の第一の目的です。そのうえで、患者さんの身体の声に耳を傾け、内臓の小さな不調が大きな病気につながらないようにすることも施術者としての大切な役割だと考えています」

日々の疲労は症状を作り上げる原因になる。また、人間は誰しも動かなければ退化するため、当然ながら日々動く必要がある。しかし、動くということは同時にゆがみが生じる原因にもなってしまう。特に現代の社会生活では、不良姿勢をとることが多く、ゆがませる環境下にあるのが実情だ。そのゆがみを放置すれば、それが固まり、痛みなどの不快な症状を引き起こすという悪循環を繰り返すことになるわけだ。土方院長は、一度施術をした患者さんが、再び症状が出て再来院することを心苦しく感じるという。疲労、ゆがみの段階、症状が出る前の段階で処置をすることが、養生治療、ケアへとつながっていく。

「快適な状態の期間をできる限り長く送っていただきたいと願っています。身体が心配だから、人生において、旅行やスポーツ、趣味など、やりたいことができない、そんな不安を解決させたい。出会ったがご縁といいますが、患者さんの身体を知っているからこそ、より長く快適に過ごせるように、『このぐらいのタイミングで身体をリセットしませんか』と提案できるのが理想です」

また、西洋医学と東洋医学ではアプローチ方法が異なるが、土方院長は東洋医学と西洋医学のバランスが大切であり、連携して対応するのが最善の策だという。

「がんの手術を終え、寛解されていた患者さんを施術させていただいたことがありました。施術中に独特の臭いなど違和感があったため、『再発では』と感じ、すぐさまその方に病院での再診をおすすめしたこともあります」

その患者さんは土方院長の提案に従い、翌日に再診を受け、がんの全身転移が発覚した。即日入院となり治療を受けたが、残念ながら数か月後に亡くなったと後日患者さんの家族から報告があったという。西洋医学と東洋医学には、考え方やアプローチ方法など、さまざまな違いがある。どちらが優れているということではなく、「患者さんが心身ともに健康であるためには何が大切か」。この一点を大切に柔軟に対応していきたいと語る。

自律神経の不調の原因は大きく脳神経系、内臓系、筋肉系の三つ

「自律神経の不調で来院される患者さんは非常に多く、重症、軽症といった違いはありますが、患者さんの約8割は自律神経の不調に起因する症状を訴えています。症状のなかでも最も大きなものが疲労感で、休んでも疲れがとれないと訴える患者さんが多いですね。自律神経が正常な状態というのは、寝起きがよく、快便であり、食欲もあるというのが基本です。いくらでも眠れてしまうというのも実は副交感神経が優位に働き過ぎているバランスが崩れた状態といえます」

自律神経には交感神経系と副交感神経系の二つがあり、その役割は、呼吸、血液循環、消化吸収、排泄、内分泌……など自分の意志でコントロールできない部分を調整し、生命維持に必要な体内循環を整えることにある。自律神経をコントロールする中枢は脳内の視床下部だ。視床下部はさまざまなホルモン分泌を司る役割を果たしているため、自律神経のバランスが崩れるとホルモン分泌にも悪影響を与える。日中の仕事モードのスイッチオンとリラックスのスイッチオフがうまく切り替えられない、あるいはどちらかが優位になりすぎてしまうなどの原因が考えられる。仕事をしている人であれば多くの人がパソコンを使う。パソコンの作業姿勢一つとっても、まずは重い頭を支える必要がある。支えるためには首周辺の筋肉に負荷がかか

り、筋肉内の血管が圧迫される。これにより、脳への血流が悪くなり、血液量が減ることで脳が栄養不足となってしまう。しかし、日常生活のなかでは脳を過酷に使い続ける……、と環境的には劣悪な状態が継続し、負のスパイラルに陥ってしまうわけだ。

「現代社会では、誰にでも自律神経の不調になる可能性は大いにあるのです。特に新型コロナウイルスなどの影響からリモートワークが進み、不眠症、耳鳴り、めまいなどの症状を訴える患者さんは増えています」

ここからは、土方院長の自律神経の不調の治療の流れを簡単に紹介していこう。

「自律神経の不調には、さまざまな原因が考えられますが、まずは脳神経系、内臓系、筋肉系の三つに分けて治療を進めていきます。原因により、現れる症状が異なり、また施術する方法も変わりますが、大別すれば、骨格由来の自律神経の不調であれば整体での施術、内臓や筋肉由来、また骨格外の神経などであれば鍼灸となります」

現れる症状としては、脳神経系由来では、めまい、眠りが浅い、頭痛、吐き気など。内臓由来では消化不良、軟便、便秘、生理不順、原因不明の内臓の痛みなど。筋肉由来では、脚が重い、歩くとすぐに疲れが出る、原因不明の身体の痛みなどがある。

「筋肉系由来の症状のなかには、朝には足が痛かったのに、昼には腰……といった具合に、痛みの場所が変わる患者さんも多く見られます」

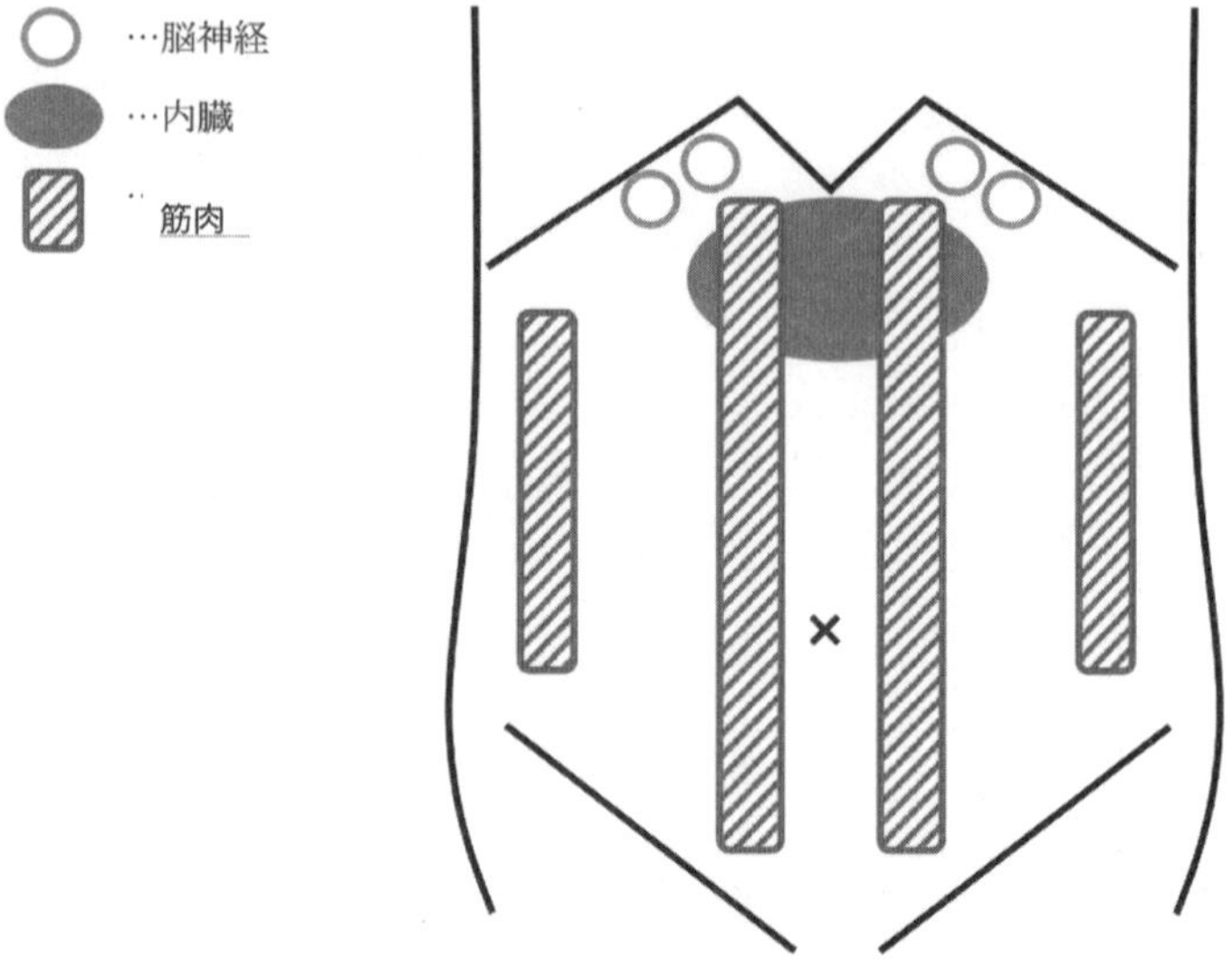

原因によって、さまざまな症状が現れるのが自律神経の不調。常に自己チェックをすることが大切

実際の診察においては、まずは頸椎にゆがみやズレがないかを確認する。特に頸椎の2番にズレが生じているケースが散見でき、これにより神経が圧迫されることで不調が起こることが多いという。この場合は、最初に整体での施術を行い、頸椎のズレ、ゆがみをとっていく。

次に腹部を手指で押す腹診を行い、腹部の緊張の状態、圧痛や抵抗感がある場所などをチェックする。脳神経系由来、内臓系由来、筋肉系由来などの原因により、緊張や圧痛、抵抗感が生じる場所が違ってくるという。

「お腹を触ったときに感じる患者さん自身の痛みや違和感がある部分も確認します。たとえば、ある部分を触ったときに

原因	主な症状	主な施術部位
脳神経系	めまい・眠りが浅い・頭痛・吐き気　ほか	首・頭
内臓系	消化不良・軟便・便秘・生理不順・原因不明の内臓痛　ほか	お腹
筋肉系	痛む場所が移動する・脚が重い・歩くと疲れる・原因不明の身体の痛み　ほか	筋肉

自律神経の不調における腹診で特に重点的に確認される箇所。違和感がある部分によって原因を導き出す

触ったその箇所ではなく、少し離れた筋肉やツボに痛みや違和感を覚えることがあります。このとき、ツボに反応がある場合は内臓の不調、筋肉であれば身体を動かすときの筋肉の連携に何か不具合が生じている、あるいは筋肉の損傷などの問題があると判断します」

さらに、身体全体の気の流れや、各内臓の働きが万全であるかをチェックするために脈診も行う。その後、それぞれの悪い部分を回復させるツボを見極め、鍼や灸での施術となる。

「鍼灸治療では、内臓のアンバランスを発見して、バランスのとれた状態に戻すことが大切です。鍼の場合、自律神経の不調からくる症状が軽い方で3か所程度、重い方であれば30か所というケースもあります。緊張している箇所に打ち、筋肉を弛緩させ、副交感神経を優位に働かせるというのが鍼の特徴です。鈍痛感のような、独特の感覚がありますが、その刺激が自律神経を司る視床下部に直接働きかけてくれます」

また、鍼灸治療において、鍼と灸では、施術に使うツボは同じ

だという。灸は「熱い」という刺激で自然に身体が動くことにより、自己整体、自己調整を促す。また、熱刺激が毛細血管を開かせる効果もあるという。治療に鍼を選ぶか灸を選ぶかは、そのツボ周囲の環境、たとえば筋肉のこわばりなどを見極めながら決めるという。このあたりは患者さんにより個人差があるため、プロの腕の見せどころでもある。

「骨格由来の自律神経の不調でも、鍼灸治療を行って悪影響はありません。しかし、根本的な原因を解決しないままであるため、症状が戻るスパンが短くなることは否めません。それはその患者さんにとってベストとは言えないでしょう」と土方院長。

そのためにも土方院長のように整体、鍼、灸と施術の引き出しを多く持っていることは施術者として大きな強みだろう。

土方院長が在籍するオーシャンズクルー整骨院グループではスタッフが定期的に集まり勉強会を欠かさない。土方院長も後進の指導とともに、多くのケーススタディの情報共有はもちろん、知識や技術の研鑽に励んでいる。縁のあった患者さん一人ひとりが心身ともに、より長く快適に、そして人生をあきらめることなく過ごせること、それを願って、患者さんに寄り添いながら、心の声、身体の声と真摯に向き合う日々が続いていく。

（取材・文／松岡）

— 自律神経を整える神ワザ治療院15選　首都圏版 —

武藤由香子院長
自由が丘ムトウ針灸院
（東京都目黒区）

直後効果と再現性の高い治療を重視
『気持ちいい鍼』で対症療法ではない体質改善を目指す

統合治療の先駆者・代田文彦医師に師事し治療者としての礎を築く

東急東横線、東急大井町線の自由が丘駅北口より徒歩3分、すずかけ通り沿いに建つビルの7階に入る『自由が丘ムトウ針灸院』を訪ねた。出迎えてくれたのは武藤《むとう》由香子《ゆかこ》院長。上品ながらも凛とした佇まいが印象的な女性だ。約40年にわたり鍼灸師として治療を続ける大ベテランだが、武藤院長が鍼灸の世界に入ったのは幼少期の経験が大きいと語る。

「父が鍼灸師、母が薬剤師で、両親が薬局と鍼灸院を経営する家庭で育ちました。私自身は子供の頃からいわゆる虚弱体質で、大病はしませんでしたが、元気で調子が良かった時期の記憶がほとんどありません。何か根本的に身体の状態が良くなる方法はないものかと常に思っていました。初めて父から鍼を受けたのは高校2年生の頃。

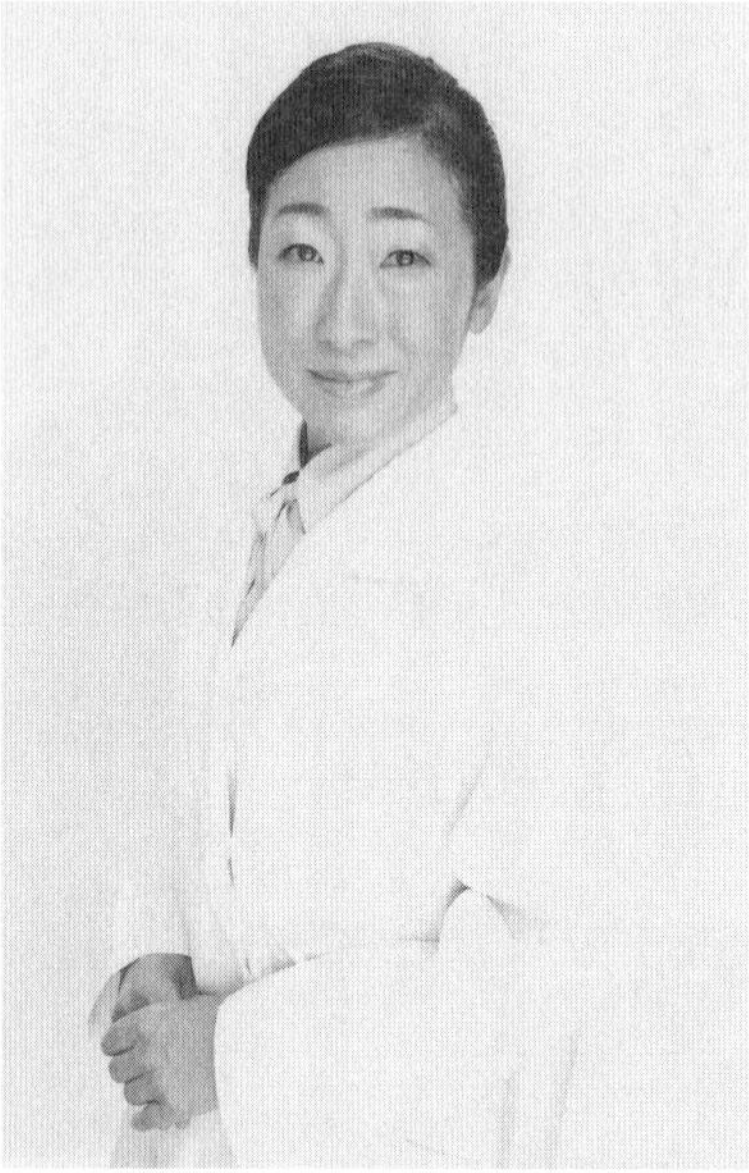

「幼少期からの虚弱体質に加え、研修中の極度の体調不良を試行錯誤しながら自ら改善できたことが鍼灸師としての自信につながった」と語る武藤院長

強い胃の痛みに対して1回の鍼で痛みが消え、『これこそ私の探していたものではないか』と感じたことを今でも覚えています」

その後、鍼灸師になるため鍼灸の専門学校に進む。免許取得後は、日産厚生会玉川病院東洋医学内科（以下、玉川病院）に入り、故・代田文彦《しろたふみひこ》医師に師事。代田医師は漢方と鍼灸による東洋医学に基づいた統合的治療を内科医と鍼灸師が協力して行うチームを作り上げた総合医療の先駆的な人物だ。東京女子医科大学附属東洋医学研究所開設時より教授、１９９５年より所長も務めた。また、『鍼灸治療基礎学』『鍼灸眞髄　沢田流聞書』などの名著で知られる代田文誌《しろたぶんし》氏の子息でもある。玉川病院で多くの症例とともに、西洋医学的側面からのアプローチと鍼灸におけるアプローチが混然一体となって、患者さんの症状を改善させていく実体験を得た。

「多くの症例を通し、治療法・治療に関する考え方などを学ぶ素晴らしい機会」と武藤院長は振り返る。

これらの体験から、卒後教育の重要性を痛感したと語る武藤院長。

「鍼灸の学校の教育は国家試験に合格することが第一であり、基本的な内容です。しかし、臨床では教科書的なことからさらに進んで応用的な内容になります。一人の患者さんが複数の疾患を抱えているケースもままあり、教科書のように典型的ではない症状や診断が難しい場合もあります。国家試験のための知識と臨床的知識とには大きな隔たりがあるということです」

さらに現在の情報化社会においては、患者さんが自分の疾患に対し、かなりの知識を持っていることも多いため、施術者側が乏しい知識ではとうてい患者さんを納得させることはできない。

「疾患の現代医学的解釈と東洋医学的解釈の整合性が取れていることが重要です。また、薬物治療・手術など現代医学ではさまざまな治療手段がありますが、そのなかで、鍼灸治療がどの症状に対しどれだけ効果を発揮し、現代医学的治療はどの程度必要かといった知識も不可欠になってきています」

このような状況のなか、武藤院長は、長きにわたり母校の鍼灸専門学校で東洋医学概論や実技指導に携わる。また、「五枢会」を立ち上げ鍼灸師の卒後研修や、プロの鍼灸師向け治療セミナー・講習を定期的に行っている。まさに〝神ワザ〟に相応しい高いレベルの技術はもちろん、深い知識と約40年に及ぶ臨床現場における治療経験を誇る鍼灸師なのだ。

直後効果、再現性のある治療、『気持ちのいい鍼』を大切に

後進の育成にも力を注ぐ武藤院長が同院の施術において最も大切にしているのは、直後効果や再現性のある治療だという。直後効果とは、痛みやこりといった症状が軽減することを指す。

「再現性のある治療というのは、偶然よくなるものでは決してないということです。たとえば、腰痛であってもAという部分に痛みがあり、Bという症状がある場合には、Cのツボの効果が高いといった具合に、痛みのある場所、症状、効果のあるツボの位置などがきちんと体系化されたオリジナルの治療法があるということ。どの患者さんであっても同じ条件、同じタイプであれば、同じツボに施術をすることによって同じ効果が得られることが大切だと思っています」

このような体系化された武藤院長オリジナルの治療法の確立は、長きにわたる臨床の経験のなせる技だろう。ただし、漫然と治療にあたるだけでは、治療法の確立は難しいという。

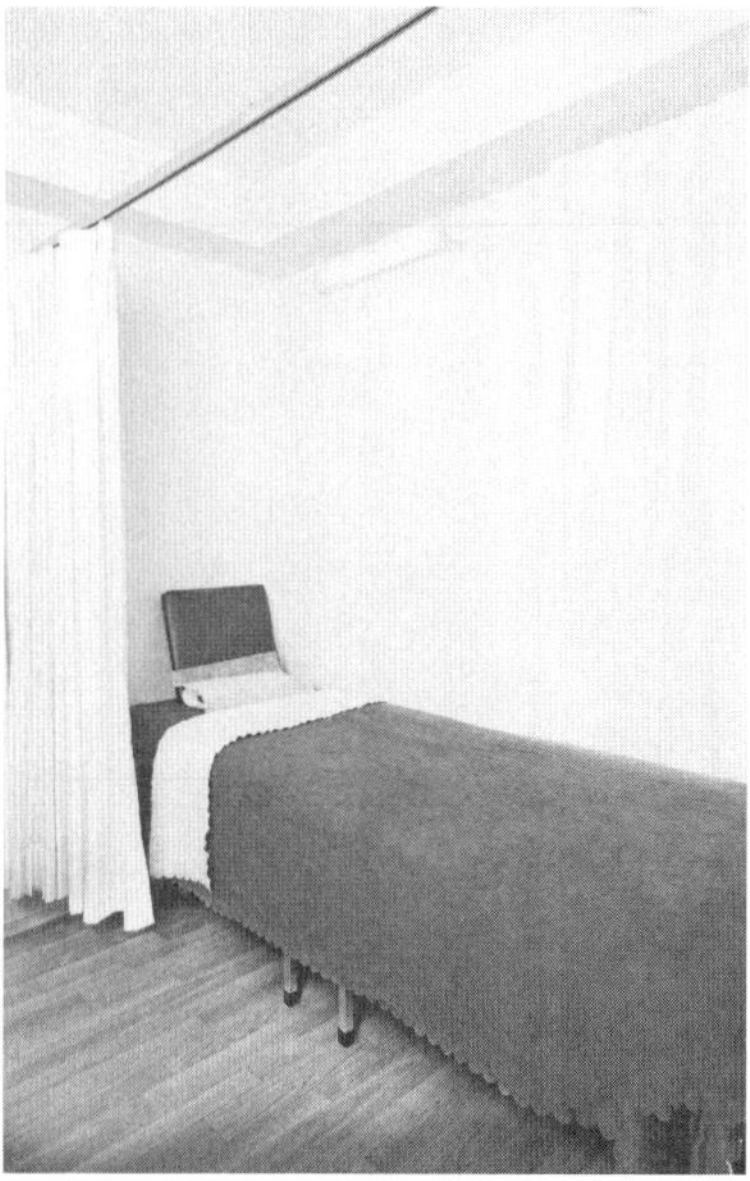

自由が丘駅から徒歩3分という立地だが、院内に喧騒は届かず、静かで落ち着いた雰囲気で清潔感にあふれている

「鍼灸の施術をした一つひとつのツボごとに必ず検証は必要」と武藤院長。これには施術した鍼に効果があるのかどうかを間接的に測る検証ポイントを用いている。

「こりなどの場合は単純にこりが

取れているかどうかでも検証可能です。そのほか頭痛であれば、頭痛の要因になっている筋肉の緊張がとれていたり、胃が悪い場合はみぞおちと臍の間にある〈中脘《ちゅうかん》〉というツボ、あるいはみぞおちのあたりが硬くなっていることが多いのですが、鍼灸の施術後に硬さがなくなっているかどうかなどで確認します」

そのほかにも、胃の中の飲食物の流れが悪くなっている状態の〈胃内停水《いないていすい》〉の場合は、中脘のツボ周辺をたたくとポチャポチャと音がする。これが改善されたかどうかで確認する方法もあるという。患者さんに対して一番説得力があるのは、五十肩などの整形外科疾患で、腕の可動域などが広がるかどうかの検証だ。このように鍼灸の効果を測る所見は数多くあるが、その知識を携えたうえでの、施術者自ら一つひとつ確認をするというう地道な作業が大切ということだ。

鍼といえばやはり、高い技術力も求められる。

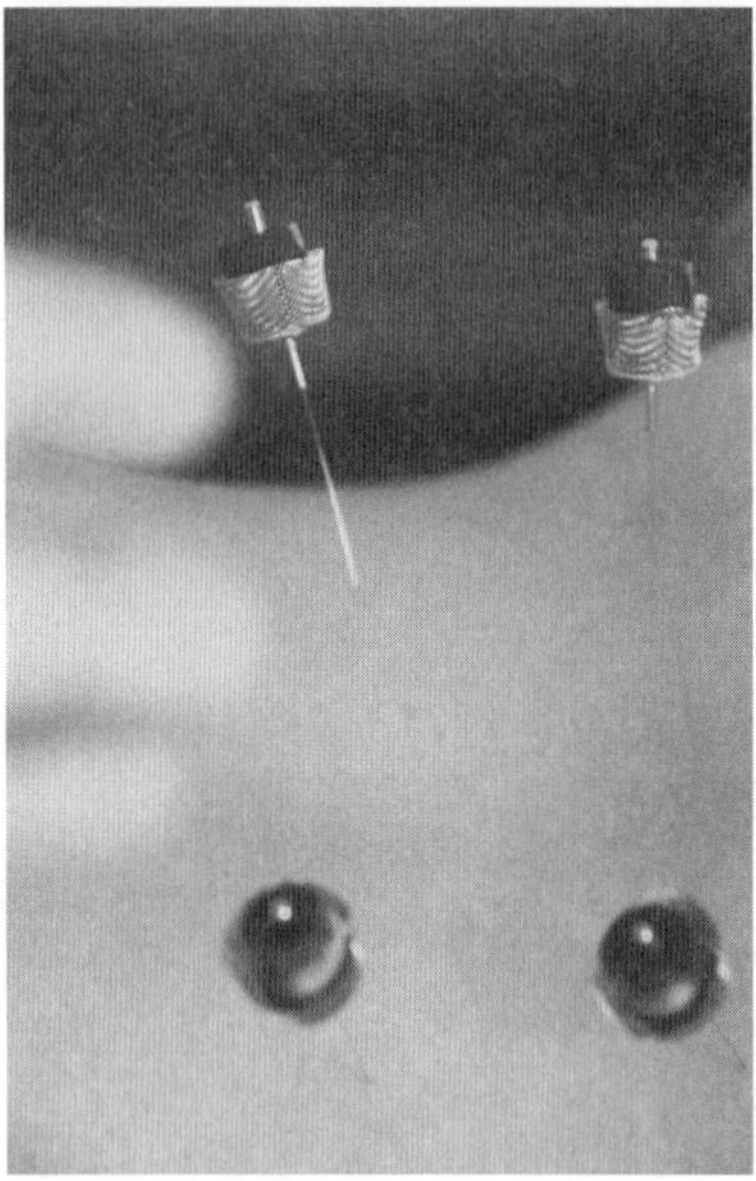

鍼の太さ、鍼を打つ時間などを一人ひとりに合わせて調整し、患者さんが心地よく感じる『気持ちいい鍼』を心がける

「まずは効果が出るツボにしっかり打てるかどうかです。そして的確な刺激量に影響する鍼の太さの選択、打つ時間の長さ、手技などが技術力を測るファクターとなります。それらを踏まえたうえで大切にしているのが患者さんにとって『気持ちがいい鍼』ということです。不快な鍼は逆に患者さんの体調が崩れることにもなりかねないので注意が必要です」

的確な刺激量が特に心地よさに関係するという。刺激が強い鍼の場合、効果は出るが患者さんが疲れやすい傾向がある。武藤院長は初めての患者さんには通常よりやや弱めの刺激に抑え、2～3回の治療でそれぞれの患者さんに最適な刺激量へと調整していく。

自律神経の不調は体質と証、更年期、首のこりなどが原因に

それでは、自律神経の不調が起こる原因について伺うと、最近では、新型コロナウイルスの影響で罹患の心配、あるいは仕事面での不安が挙げられるという。また、介護のストレス、不安定な雇用など現代の社会状況も大きく影響しているほか、エアコンなどの人工的環境下での生活自体が自律神経の不調を引き起こす要因となる。東洋医学的見地からの原因としては体質と〈証《しょう》〉、さらに更年期、首のこりなどが挙げられる。

「体質的に交感神経優位タイプと副交感神経優位タイプの二つがあります。前者は血圧が高く、

不眠や動悸などが起こりやすく、後者は血圧が低い、胃腸が弱い、喘息、起立性障害、めまいなどが起こりやすいタイプです。この場合は、それぞれ優位な自律神経を軽減させる治療を行います。交感神経優位タイプと密接な証として肝実証が挙げられます。筋肉がガッチリして赤ら顔でのぼせやすい傾向があります。胃腸が強くエネルギッシュですが、ストレスが強くなると気が上昇し過ぎる傾向があります。無理が続くと血圧が極端に上がって、突然脳血管障害や狭心症・心筋梗塞などの心疾患の症状が現れることがあります。副交感神経優位タイプと密接な証として脾虚証《ひきょしょう》が挙げられます。若い人で、疲れやすい、肩がこる、風邪をひきやすいなど不定愁訴が多い人の大部分が脾虚証です。胃腸が弱いために身体エネルギーが不足し、自律神経の失調が出現していると考えています。また、更年期には、ホルモンのアンバランスが原因となり自律神経の失調に陥るケースもよく見られます。本来、副交感神経が優位タイプだったのにもかかわらず、交感神経優位の症状が出てくるケースには、やはり交感神経優位を抑える治療を行います」

東洋医学において証とは、個人の状態（体質・体力・抵抗力・症状の現れ方）を表すものだ。最も基本的な分類が〈熱証〉と〈寒証〉で、熱証は汗っかきで顔が赤く、ほてりが強い。一方の寒証は局所が冷えていて顔色が悪く、温かいものを飲みたがるなどの特徴が挙げられる。さらにこの二つは、それぞれ〈虚証〉と〈実証〉とに分類され、身体に必要な〝気・血・水〟が不足しているのが虚証。病気の原因となる邪気から強い影響を受け、気・血・水の巡りが悪いのが実証という。虚証の人は病気への抵抗力が弱く、元気がないのが特徴で、実証は一見、体力はあるが、熱が身体にこもりやすく充血などが起こりやすいという。鍼灸治療においては、精気の状態が正常であれば人は病まないという前提のもと、病とは「精気が虚している状態」という。また、すべての病気は五臓（肝・心・脾・肺・腎）の精気が虚すことによって引き起こされると考えられている。つまり、先の脾虚証とは、脾が虚している状態ということになる。

「その他、首から背部のこりも自律神経の不調の原因になると考えています。脳の血流に関与していることが考えられます。実際、不眠やめまいなどの症状がある人では首から背部のこりが著しく、患部のマッサージや鍼ではなかなか改善しません。私は手足や頭部のツボを使うことで首から背部のこりを軽減させて、自律神経の不調に対処しています」

鍼灸の体質改善治療は悩みやすい性格を変え、怒りを鎮める効果も

ここからは武藤院長の治療の流れを簡単に教えていただいた。

「問診カードに記入していただいたあとに、舌の状態を確認する舌診、脈をみる脈診、お腹に手で触れる腹診を行います。それらを総合して、証を見極めることから治療がはじまります」

証が決まれば、それぞれの証に応じた治療を行うことになる。そのうえで、患者さんの症状に応じた治療を追加したり、兼ね合わせての治療が基本だという。

「不眠や肩こりといった患者さんの症状のみに応じた治療は、対症療法となってしまいます。たとえば、頭痛の症状を体質の改善ですべて治すことは難しいことが多いのですが、体質改善の治療をすることで、少なくとも頭痛の程度や頻度が軽減することはあります。長期的に見ていくと、体質改善をしていくことで、身体全体の状態が良い方向に向かうということです。あくまでも対症療法ではなく、体質改善まで行うことが何より大切です。さらには、患者さんそれぞれが求めるゴールを目指して、結果を出すことも心がけています」

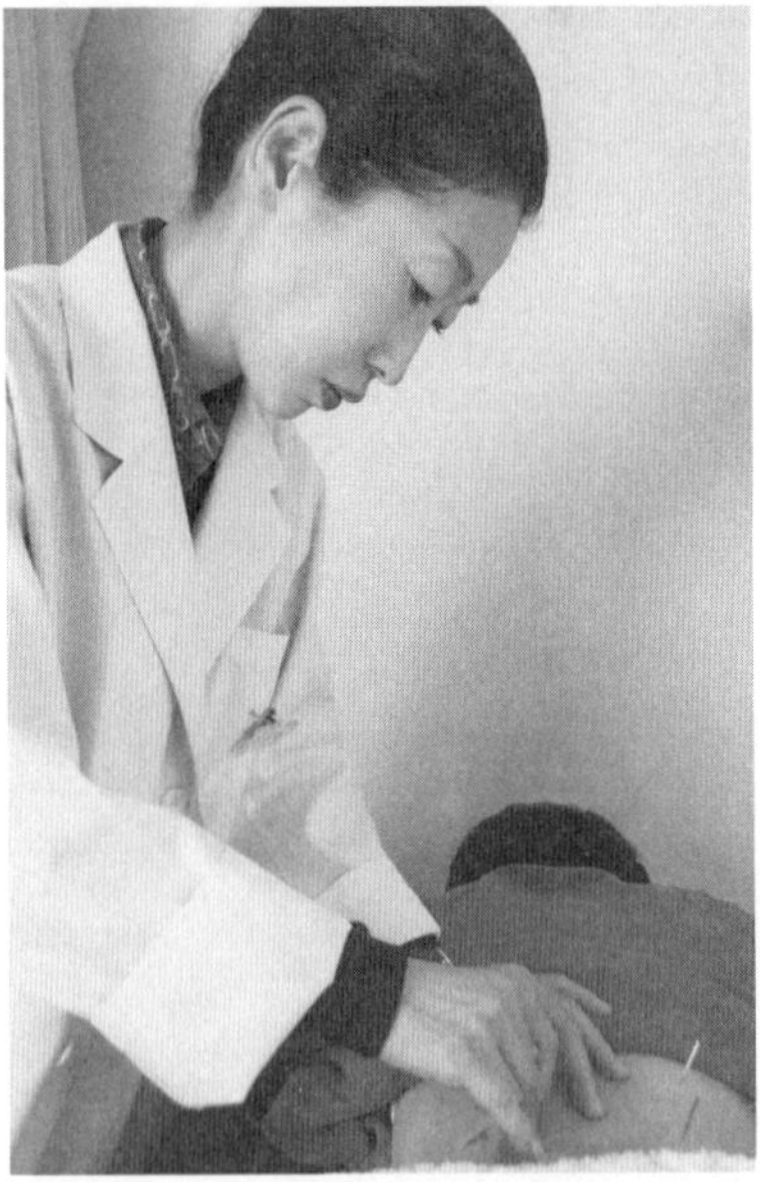

対症療法ではなく、体質改善に重点を置く。長年の臨床経験で構築されたオリジナルの治療法で施術を行う

施術では、熱証タイプと寒証タイプによって鍼か灸かを使い分けるのを基本とする。

「熱証タイプの体力があり、熱がこもり身体が熱い人には鍼中心の施術を行います。寒証タイプ、あるいは身体の機能が低下している、冷えている、元気がない人には灸が中心となります」

鍼同様、灸にも気持ちのよい灸があり、温泉で身体が温まる感覚がツボにピンポイントで感じられるという。ただし、同じ証であっても症状によって鍼と灸を使い分けるケースもある。脾虚証の人で胃腸を整える場合には灸、肩こりなどには鍼を使うといった具合だ。特に痛みやこりには灸より鍼の効果が高い。これらの治療を3か月から1年を通じて行うことが多いという。鍼灸では軽症3か月、中症6か月、重症1年が目安となる。

「内科疾患は個人差が大きいため一概には言えませんが、特に自律神経の不調の場合は少し時間がかかります。めまいなどの症状がある場合は中症程度、またうつ的症状など精神面の症状がある場合は重症と考えています」

実は脾虚証の人はうつっぽくなりやすい体質でもある。これは胃腸が弱いことであれこれ悩みやすい傾向になるのだ。証の治療を進め、胃腸がよくなると、悩む頻度が減るという。

「体質を改善することで性格が変わるのは脾虚証の人だけではありません。怒りっぽい人は気が上がっている、交感神経が優位になっている状態です。気を下げ、優位になっている交感神経を抑えることで、身体がゆるみ気持ちも落ち着いてきます。つまり、身体と感情、心はつながっているのです」

治療後には、食事などのセルフケアをはじめ、必要な患者さんには自宅灸の指導も行っている。

「特に冷え症、体力がない、疲れやすい、風邪を引きやすい、胃腸が弱いなどの症状を訴える方には、自宅での灸をおすすめしています」

玉川病院での研修時代、師匠である代田医師から『治療者が、何が得意か、やりたいかではなく、患者にとって何がよいことか、何が早くよくなるのかを一番に考える』という鍼灸師としての指針となる教えを受けた。この教えを胸に、武藤院長は自律神経の不調の患者さんをはじめ、パーキンソン病、リウマチといった難病患者など、さまざまな苦痛を抱える患者さんたちと日々、誠実に向き合っている。

（取材・文／松岡）

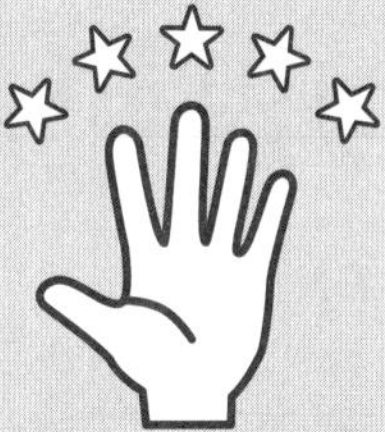

— 自律神経を整える神ワザ治療院15選　首都圏版 —

村上哲也院長
つなぐ手治療院
（東京都墨田区）

身体の法則と脳の反射を利用した軽く触る手技で「身体が変わった！」を実感させる驚きの施術

不思議な施術で心と身体を楽にするお手伝い

東京スカイツリーのお膝元、押上駅から徒歩3分、業平3丁目交差点から1分。四ツ目通りから1本入った場所にある『つなぐ手治療院』。オレンジとブラウン、そしてホワイトで統一された外観、内観ともに接骨院というよりもサロン風の明るい作りが印象的だ。

出迎えてくれた村上哲也《むらかみてつや》院長は、大学卒業後、東京医療専門学校（呉竹学園）で学び、鍼灸師の資格を取得。全国チェーンの大手鍼灸院で勤務後、つなぐ手治療院を開業し、今年で6年目を迎える業界18年目のベテランだ。神ワザともいわれる自律神経への鍼灸、触れるだけで楽にするという驚きの技術で予約は1か月先まで埋まり、近年は予約がなかなかとれない治療院として、都内だけでなく他県から患者さんが集まってくる。

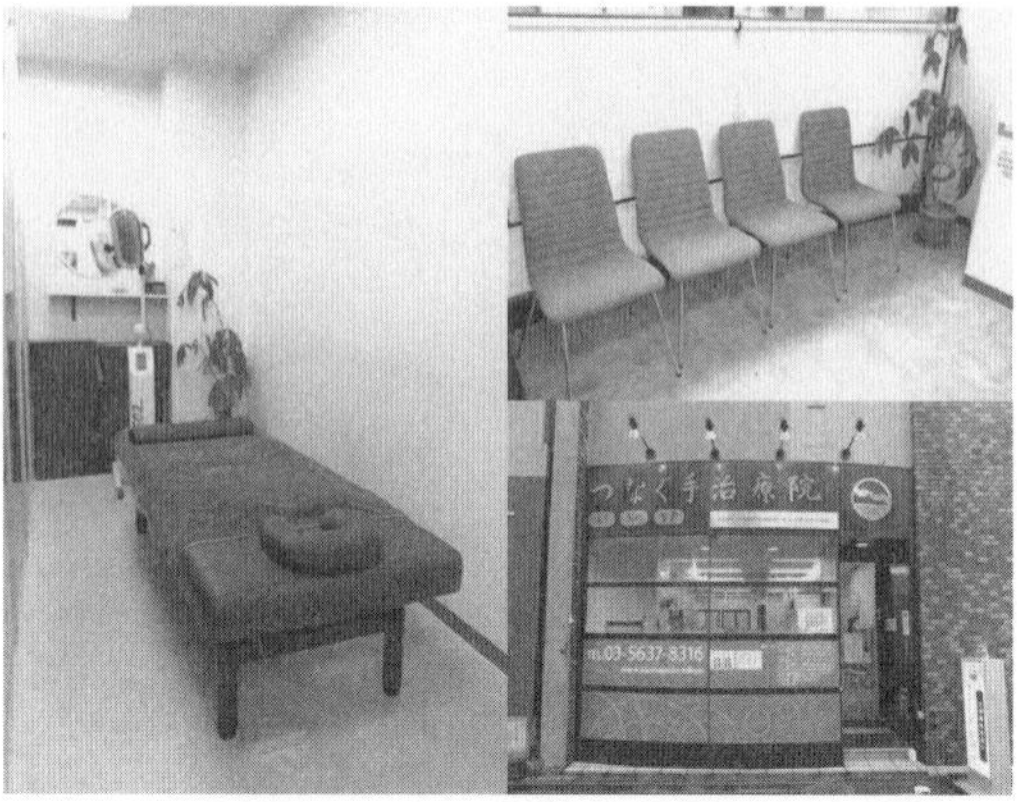

オレンジやブラウン、ホワイトで統一された明るい雰囲気の治療院の外観と内観。大通りを１本入った場所にあるが人通りは多い

「自律神経の不調には鍼灸が効きますが、開業し

てから出会った師匠と呼べる先生の教えにより、現在は鍼灸以外の技術も自信を持って取り入れています。脳を意識し、身体をきちんと楽にするには軽く触る程度のソフトな刺激が適しています」

もちろんコツもあるというが、村上院長の施術を受けたほとんどの患者さんは〝えっ!? 身体が軽い!〟〝こんな不思議なことってあるんだ〟と驚くという。

〈自律神経を整える〉〈根本的に改善〉などと謳う治療院は数多いが、身体について熟知したうえでアプローチできている治療院は本当に少ないと村上院長は憂う。そもそも施術によって「自律神経を整えた」と言われても、目に見えるものではないためよくわからないという人も少なくないはずだ。村上院長の元に来院するのも、多くの有名治療院で施術を受けたにもかかわらず、それでも治らないので何とかしてほしいという患者さんがほとんどだという。

「もちろん実際に『神の手』を持つ施術家の先生もいらっしゃいます。彼らに共通するのが、ソフトなタッチで、かつ脳の仕組みを理解したうえで施術を行っていることです」

村上院長の軽く触れるだけの神の手の施術とは、脳の仕組みを理解し利用しているからこその、なせる技ということなのだ。

脳の仕組みといっても、理解は難しいうえに、たとえ内容は理解できても納得できなければ意味がない。村上院長も、「百の言葉を尽くすより、患者さん自身で体感されたほうが理解は早い」と語る。その言葉の通り、身体と脳の反射を利用した自ら『実験』と称する簡単な手技を最初に患者さんに体感してもらうという。

実際に取材スタッフがまさに〝実験台〟となって体験してみた。実験は、腕に力を入れようとしても入らない、起きようと思っても起き上がれない状態だったのに、力が入るようになる、あるいは身体が柔らかくなるといったものだ。

たとえば、非力で腕力に自信がない人であっても、村上院長から腕のあたりを強めに握られた後に腕相撲をすると、非常に強い力が出る。これは、強く腕をつかんだことでつかまれた人の脳が「強くつかまれた。では、強い力で返そう」と反応することによるものだという。要するに作用反作用の関係だ。また、身体が硬く、前屈がほとんどできない状態だったものが、村上院長が軽く触ったり、言葉をかけるだけで、急激に身体が柔らかくなってしまうのだ。

「このようなビフォー＆アフターの実験をいくつか患者さんに最初に見せることで、脳を、簡単に言えば考え方、思考を変えていきます」

要するに『本当に治るのか』と疑心暗鬼になっていると治療効果はあまり期待できない。実験を体験し本当に身体が柔らかくなって深く前屈できるようになったり、力が出るような体験をすると『あ、本当に変わるんだ』と脳が納得するということだ。

ただし、これは村上院長の神ワザということでは決してなく、身体と脳の仕組みを熟知していれば誰にでもできるものだという。そもそも治療について村上院長は、「小さな光を灯し、手渡ししてあげるだけ」と語る。

「自転車の乗り方やパンクの修理方法を教えるのと一緒です。やり方さえわかれば、誰でも身体は自分で治すことができるのです。身体の不調を治すのはあくまでも患者さんご自身です」

もちろん鍼灸や整体の施術方法を教えるのではない。身体の法則と脳の仕組みを理解したうえで、セルフケアできる方法を納得し、マスターできれば、自分自身で身体の不調を改善できるということだ。また、身体が変わったことを体感できたら、変わったことを言葉にしてもらうことも重要だという。声に出した言葉は脳に必ず伝わり、『変わった』という情報を脳にインプットするのだ。

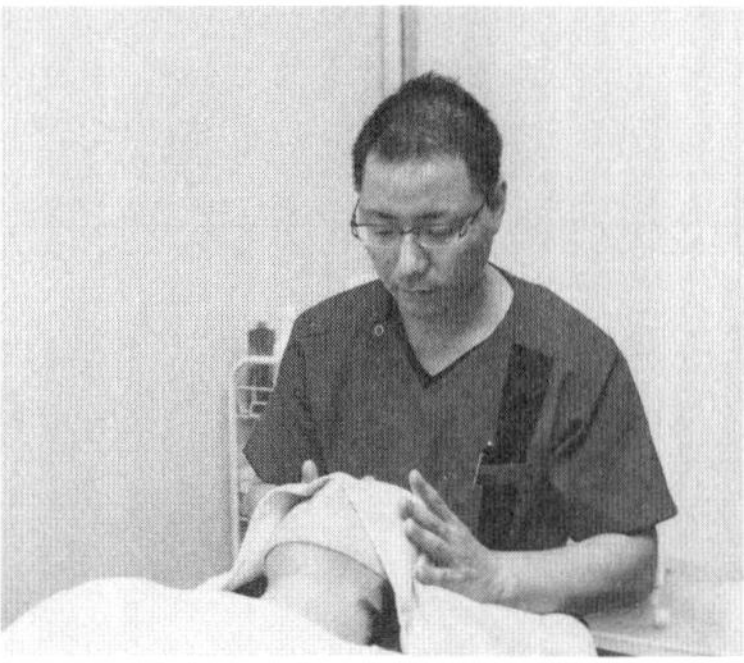

施術中の村上院長。身体の法則と脳の仕組みを理解したうえで、手技はあくまでもソフトタッチ、弱い刺激で行う

「施術する側が患者さんを主導する、あるいは高圧的な態度をとることもありません。これでは脳が萎縮したり、施術者を敵と認識してしまい、効果は半減します。私の施術をきっかけとして、患者さん自らが治すという意識を持つことが大切です」

作用反作用の関係で言えば、強い力での鍼、強い力でのマッサージなどは、その分、強い力で脳は反発してくる。このため、強い力で施術すると患者さんは疲れてしまう。本当の神ワザを持つ施術者に共通するソフトタッチの弱い刺激による施術とは、身体を緩め、リラックスさせる身体の法則と脳の仕組みを十分に理解したうえでの理にかなったものだということがわかるだろう。

「ただし、スポーツ選手などのアスリートの患者さんで、これから試合に臨むなど、筋力を使わなければならない場合には、強い施術が必要なケースもあります。つまりは、患者さんが今、何を望んでいるのかを理解したうえで、強弱を含めて、施術の方法を変化させるのもプロとしては当然ということです」

ストレス性の病気で苦しんだ過去が端緒に

村上院長が脳や思考に興味関心を持ったのには自身の病気の体験が大きくかかわっている。

「この道を志す端緒となったのが、20代の前半にストレスの病気になってしまったことです。当時は急に呼吸ができなくなったり、夜眠れないなど、人前に出ることもままならない状態でした。昔は過呼吸症候群という診断でしたが、今でいうパニック障害のような症状です」

それまで何の兆候もなく突然発症し、完全に克服するまでに3年の月日が流れたという。その間に、自身の病気に向き合い、心理学や脳について興味を持ち独自に学ぶようになった。また、当時、多くの人との出会いのなかで、「やりたくないことをあえてやってみることで脳が活性化する」ということを学んだという。いずれは自分の店を持ちたいと考えていたため、人前に出るのもままならないのではどうしようもない。まず人と話すのに慣れようということで、村上青年は自分が一番やりたくない仕事として「飛び込み営業」を選んだ。最初は苦戦したというが、しばらく続けているうちに、何と数か月連続でトップセールスの成績を残したというから驚きだ。

「このときの経験は今でも非常に役立っている」と振り返るが、そもそも営業の仕事は、お客さんとのコミュニケーション、信頼関係を築くことが基本。治療院の仕事も同じで、患者さんとのコミュニケーション、信頼関係は不可欠だ。治療中の施術者の話や手技に対して患者さんが信用し、『身体はよくなる』と感じて信頼を得ることは、効果の高い施術を行うための最初の一歩となる。その意味でも村上院長が経験した営業の経験は現在も大いに役立っていると言えるだろう。

治療院の仕事に就いた当初は、マッサージをメインとした施術を行っていた。しかし、マッサージだけでは根本的な改善にはならないと限界に気がつき、鍼灸の免許を取ったものの、痛みのある所だけ施術をしても良くならないことがほとんどである事実に直面する。

「人間の身体に指令を出しているのはすべて脳です。ですから自律神経の乱れ、ストレスが身体の不調に大きく関わっていることを理解しました。心身一体という言葉通り、心と身体は同時にほぐさないと根本改善にならないのです」

自身と同じようにストレス性の病で苦しむ人を何とかしたいと、自律神経の不調の治療に積極的に取り組んできた。

「施術後に『希望も持てなかったのが、今では本当に何事もなかったかのように笑顔で日常生活を送れます！』とおっしゃっていただけたときが、この仕事をしていて良かったと心から思える瞬間です」

病院に行っても原因もわからず苦しみ、以前のように身体が動かず好きなことができない、出口が見えずに不安な日々を過ごす毎日……、そんな患者さんたちに一筋の光を灯したい。そんな思いを胸に村上院長は患者さんに向き合う日々が続いている。

症状の改善には何より患者さん自身の意識改革が重要

自律神経の不調に悩む患者さんは、新型コロナウイルスの影響もあり非常に増えているという。なかでもマスクにより、呼吸が浅くなり不眠症になったり、マスクを耳にかけていること

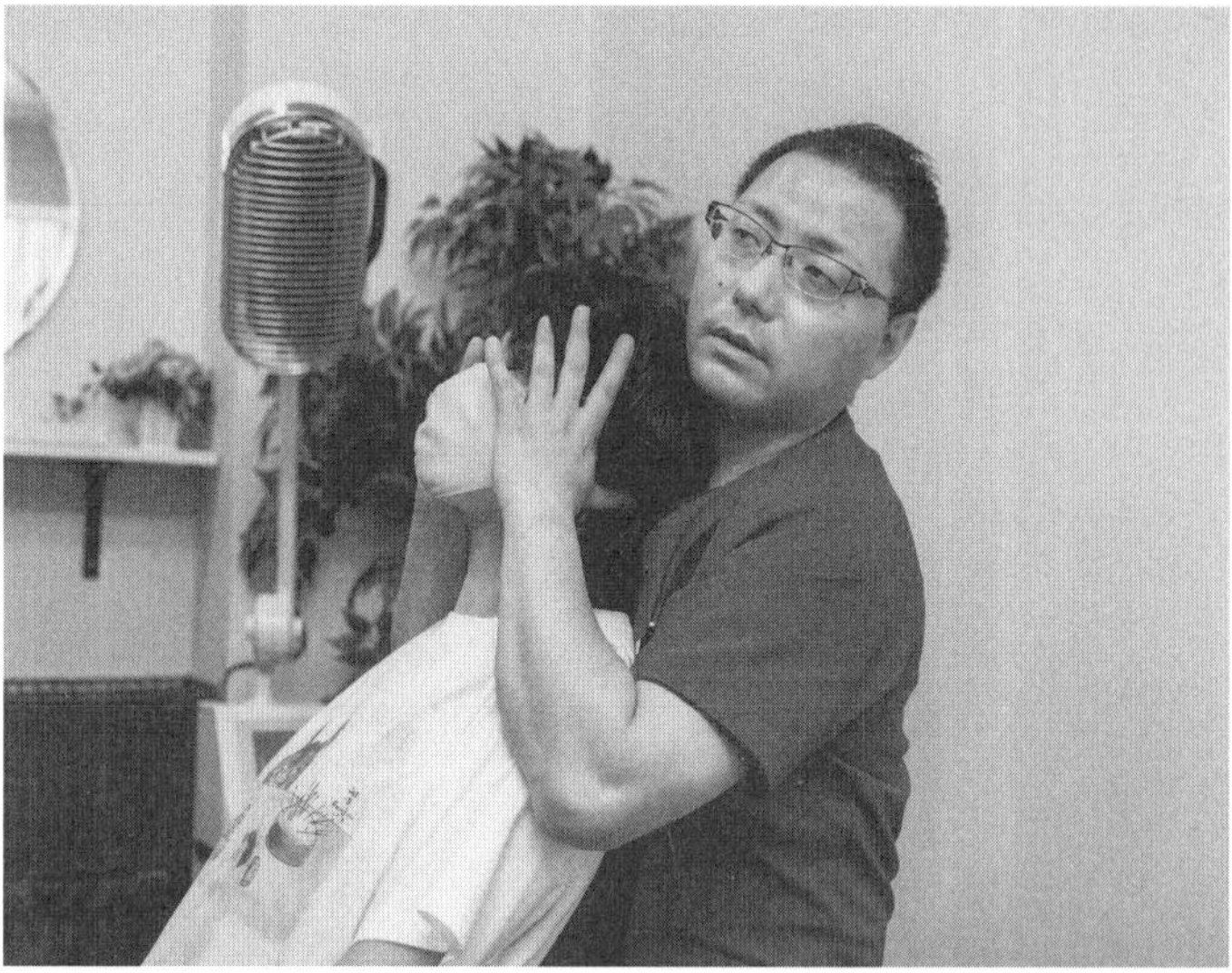

コロナ禍でマスクをすることを余儀なくされた現在、呼吸が浅くなったり、首前にこりの症状が出てさらに深い呼吸を阻害される患者さんが目立つという

による首のこりなどが顕著で、特に首の前のこりにより肺が緊張し、さらに深い呼吸ができていない人が多いと村上院長は語る。

「自律神経の不調がある患者さんの特徴としては、おでこの前頭骨が下がっています。これはパソコンやスマホなどを使うことにより、下を向くことが多いことが要因の一つでしょう。また、先の見えない漠然とした不安な日々が続くことで、気持ちが内にこもってしまい、気分が沈む方も増えています。〈食べる・眠る・遊ぶ〉という人間の生活の基本が一つでもできなくなると自律神経の不調を疑っていいでしょう」

自律神経の不調を改善するためには、ストレス対策が不可欠となる。昨今の社会に広がる漠然とした不安感も大きなストレス要因になり得る。たとえば、私たちは楽しいことをしていたり、考えたりしているときには、自律神経の不調による不快な症状はあまり感じない。これは、ストレスが不調に関係していることを表す一つの事例と言える。

そもそも不調を感じるのは、脳によるものだ。逆に言えば、脳をリラックスさせることができれば、治療の効果はより確かなものになる。このときも身体の法則と脳の反射を意識しながら、あくまでも弱い刺激の手技だ。また、自律神経の不調を改善するためには、何より患者さん自身の意識改革が大切だと力説する。このため、村上院長は施術中に、何度となく患者さんに対し「さっきと比べてどうですか?」と問いかける。

「例えば、患者さんに10の不調があったとします。施術を行い、さっきと比べ、先に『もう8も良くなりました』と答えるか、先に『痛みがまだ2残っています』と答えるか、これだけで、その後の治療の効果は大きく異なるのです。つまり、何事においても前向きにポジティブに思考できるかどうか、この思考のクセを変えられるかどうかが大きな鍵を握っているのです。

現れた症状に対しても『なぜ私だけが……』とネガティブな捉え方をするのではなく、思考を変えることが大切です。今の症状が出たことで重篤な病気になる前に対処ができたと考える。患者さん自身はつらいとは思いますが、病気になる前に改善できれば、結果的にはよかったと

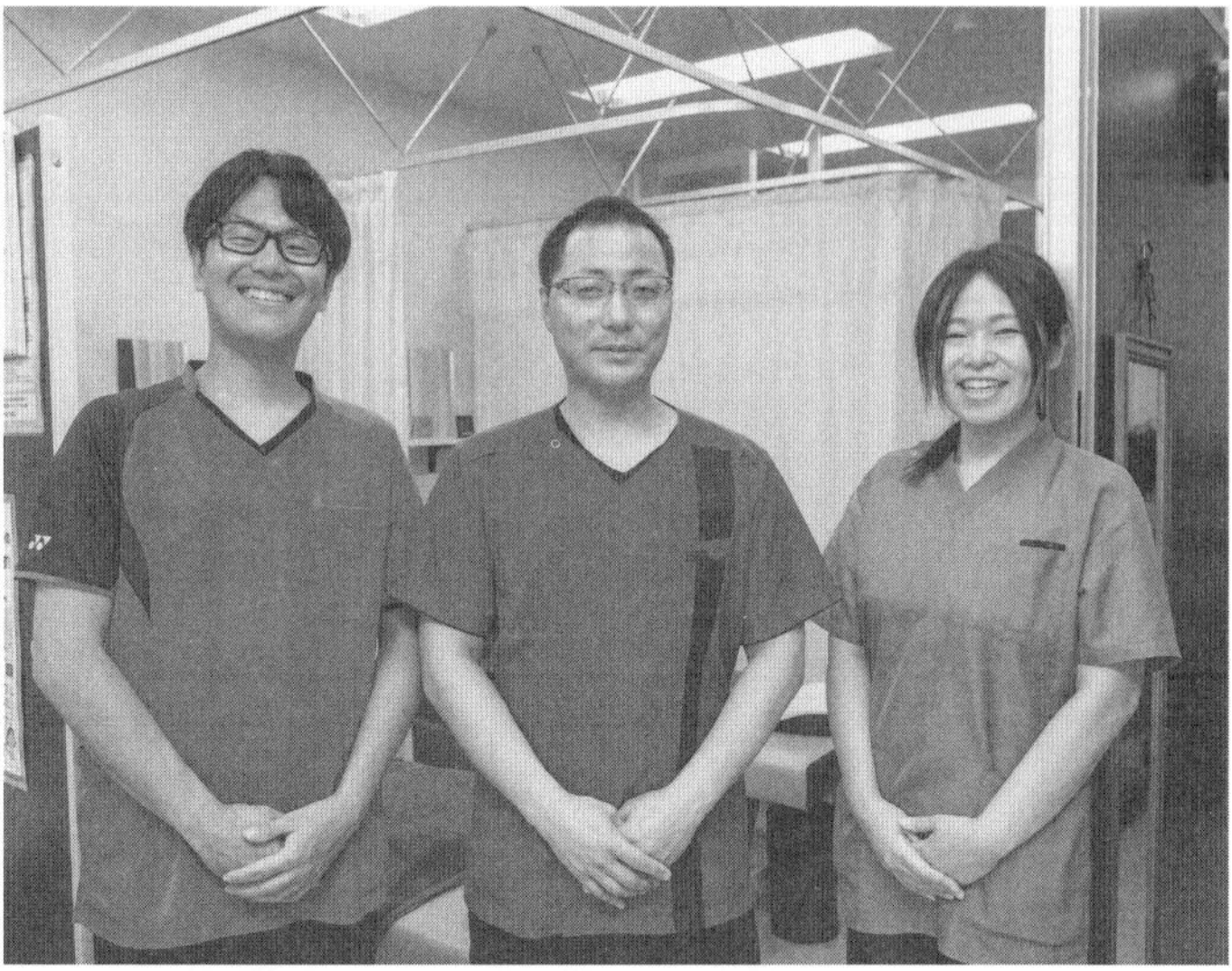

『つなぐ手治療院』の３人の先生方。左から清水一輝先生（柔道整復師）、村上哲也院長、小笠原広奈先生（鍼灸師）

思えるはずです。このような思考のクセをつけることだけでも、自律神経の不調は少しずつ改善していきます」

『一隅照光』を胸にさらなる研鑽を積む日々

「本音を言えば、患者さんは治療院などに通わなくてもいいと思っています。それぞれが自分で自分を治療できればそんな素晴らしいことはありません」

と語る村上院長だが、開業当初は『患者さんが来なくなったらどうしよう……』と不安を感じたこともあったという。しかし、それは杞憂に終わった。なぜなら、その患者さんは来なくなっても、次の新しい患者さんを呼んできてくれるのだ。実際に施術を受けて、身近な人へ紹介する——。この事実が、患者さんからの信頼と、施術の確かさを如実に物語る。「『第一印象は怖かった』とよく言われるんですよ」と苦笑いする村上院長だが、一度、その人間性と患者さんに寄り添う姿勢に触れた人は、心と身体がほぐされ、「院長といると楽しい！」と笑顔になる。

最後に、施術家として最も大切にしていることを伺うと『一隅照光』と答えてくれた。これは、天台宗の開祖・最澄の「一隅照らすは乃ち国宝也」からとった言葉だという。

「今でも参加している勉強会で、私の師匠から教わった言葉です。患者さん一人ひとりが自分の身体と心に向き合い、自分の力で不調を改善し、健康でいることが一番です。その小さなお手伝い、不調に苦しみ暗闇の中にいる患者さんに小さな光を灯すこと、それこそが施術家としてのあるべき姿だと考えています」

（取材・文／松岡）

— 自律神経を整える神ワザ治療院15選　首都圏版 —

横田浩一院長

鍼治療幸

（神奈川県横浜市）

**内臓や骨、神経の不調から細菌、ウイルスまで
患者さんに触れず気の力で全身を治療する**

古代中国の名医の流れを汲む治療法

神奈川県横浜市の相鉄・西横浜駅から南へ徒歩10分弱。藤棚商店街を一歩脇道に入ったところにある『鍼治療幸』の横《よこ》田《た》浩一《こういち》院長の治療方法は、非常にユニークだ。

それは、患者さんにいっさい触らず治療を完結させるというもの。

――そんな風に書くと魔術や超能力のように眉唾モノと思われるかもしれない。しかし、これは東洋医学において決して絵空事ではない歴史ある治療方法なのだ。

東洋医学の歴史をひもとくと、起源は紀元前600年頃の古代中国にいた扁鵲《へんじゃく》という漢方の名医が手掛けていた治療法にたどり着くという。

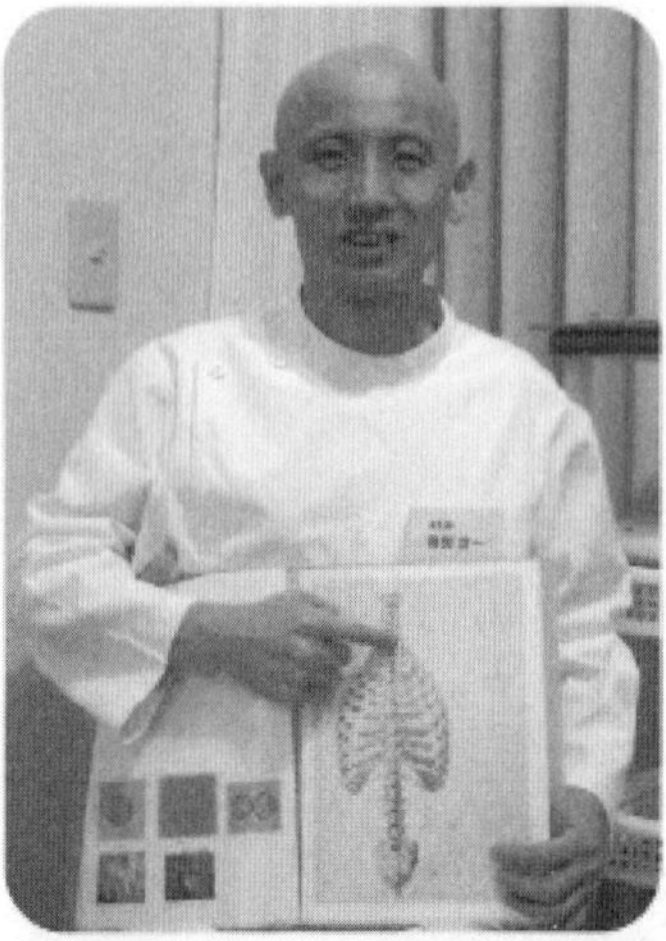

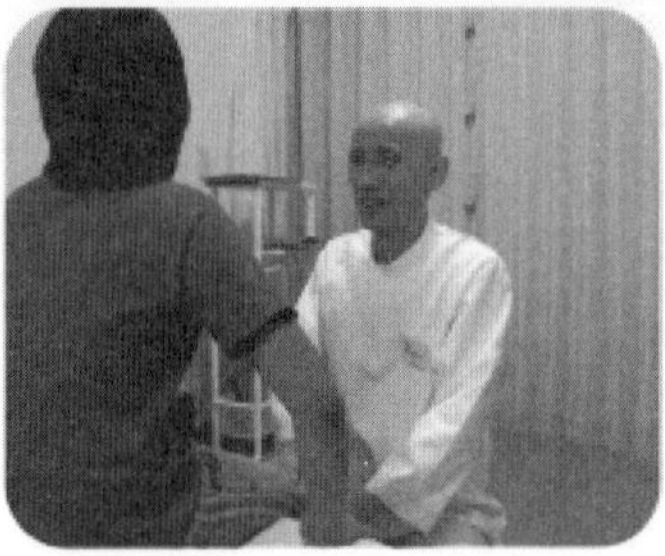

家族を健康にしたいという強い思いから鍼灸師になった横田院長

扁鵲は透視によって患者の体内を見て、異常とその原因を見極めて治療したと言われており、『史記』など中国の古い文献には扁鵲の名が度々登場している。そうした治療法ができるのは扁鵲だけではなく、時の権力者は扁鵲のような治療家を重用していたと伝えられている。

この伝説的名医のように気の力で患者さんの身体を診て、骨や筋肉、内臓、脳、神経、血管などの異常はもちろん、違和感やしびれ、肩こり、冷え症などを詳細に検査し、治療するというまさに〝神ワザ〟を現代に受け継いでいるのが横田院長だ。

ここで、まずは一般的な横田院長の治療法を紹介しておきたい。

患者さんは検査用の椅子に、両手を横に置いてリラックスした姿勢で座る。横田院長は2メートルほど離れたところに立ち、気を使って患者さんの全身を検査する。

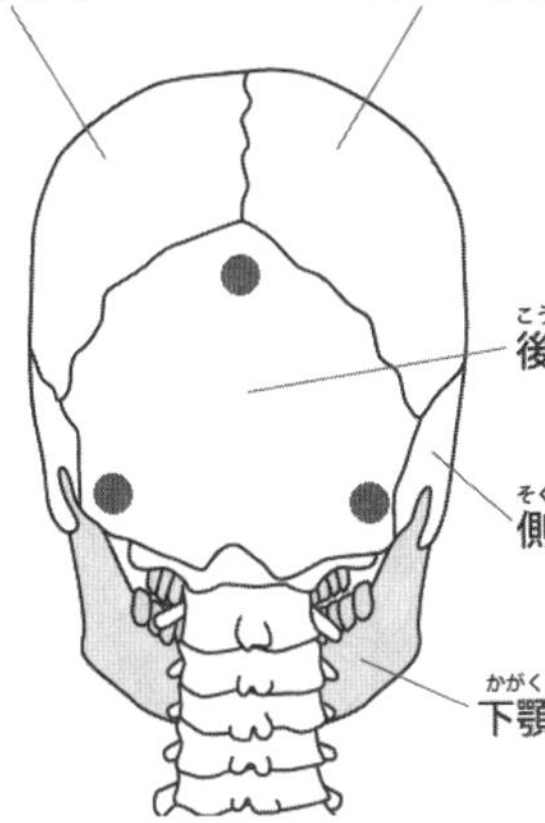

後頭部にある３か所のポイントのうち、２か所に鍼を刺して治療を行う

その際、２００か所以上のポイントを調べるそうだ。全身を一通り調べ終ったら、今度は異常がある個所を詳しく検査する。問診が約10～15分、検査は約25～30分だという。

検査結果を患者さんに説明したあとは、治療に入る前に首や肩、背骨の動きなどを確認する。

次に、患者さんは施術用のベッドに移り、後頭部にある3か所の〝反応点〟（前ページイラスト参照）のうち、検査した症状によって効果が最も有効とされる2か所に小さな鍼を深さ1ミリ程度で2、3分刺す。

たいていの病気はそれで治すそうだが、鍼が苦手だったり、新型コロナウイルスの流行で感染症が気になったりする患者さんには、刺さない「気の鍼」を使うことも多い。

それこそが扁鵲の伝統を受け継ぐ、患者さんにいっさい触らない治療法だ。気の鍼を刺す時間は実際の鍼を刺す時間より短く、長くても30秒だそうだ。

「気の鍼も実際に鍼を刺すのと同じ効果が得られます。要するに、鍼は気を送る単なる道具のようなもので、刺しても刺さなくても気を送ることに変わりはありません」

そして最後にもう一度、気で患者さんの全身を詳細に検査し、すべての症状が改善されたことを確認するという。

――これが鍼治療幸のごく普通の治療の流れだ。

家族の健康のために鍼灸で起業する

そんな横田院長が鍼灸師の道を選んだ理由は、院長自身が身体の不調と縁が深かったからだという。

新潟の中学の柔道部時代に背骨を損傷し、19歳のときにオートバイの運転中に車に激突する事故を起こす。そんなことが原因で、20代後半から手足のしびれや腰に痛みを感じるようになり、長時間同じ姿勢で座っていられず、首や腰が痛くて眠れなくなることも頻繁にあった。

当時、自動車整備の仕事に就いていたが、ハードワークで病状はますます悪化し、週末の休みは整骨院や整体院に通った。しかし、治る気配が無いばかりか、さらに悪化してきた。

有名な病院でＭＲＩ（磁気共鳴画像）を撮ってもらったこともあるが、先生いわく、まさかの「異常ありません」だった。それ以来、西洋医学への不信感が生まれたという。

一方で、横田院長のみならず、奥様や二人のお子さんも病気がちだった。奥様は身体が弱くて肺炎で入院したこともあり、お子さんたちも小さい頃から喘息やアトピーに悩まされていた。横田院長は〝家族を健康にしたい！〟という思いで治療家を目指したという。

そして上京し、鍼灸師の資格を取るために湘南医療福祉専門学校の夜間部に入学した。学費と生活費のため、朝5時からパン工場でアルバイトをしたり、整骨院の助手を務めたりした。

「つらかったですけれど、自動車整備の仕事に比べたら全然楽でしたね（笑）」

こうして3年間、アルバイトと学生生活を両立させて、鍼灸師の資格を取り、修業のあとに開業する。

もちろん、修業中は普通に患者さんに触れて、鍼を刺す治療をしていた。

その一方で、鍼灸の名医が行っている勉強会に参加していた横田院長は、ある日、カリスマ的鍼灸師と言われるある先生と出会う。その先生は勉強会で横田院長らに扁鵲の流れを汲む治療法を披露していたという。

その治療法は誰にでもできるかというとそうではなく、感覚的に〝自分はできない〟〝無理だ〟と思って諦めてしまう鍼灸師も多い。だが、そのやり方に強い興味を持った横田院長は、自分でも試してみるようになった。

「その先生をはじめ、いろいろな先生の治療法を勉強し、たくさんのヒントを基に今の治療法を生み出しました。この治療法は自分自身の感覚が鋭くないと相手の気を感じ取りにくいのですが、私も結構鈍かったので、体得するまで5年くらいかかりました」

だが、横田院長は、その治療法を体得後も進化の歩みを止めることはなかった。脳と自律神経の状態と、さまざまな症状について知識を深め、治療技術を高め、アレルギーの原因となる物質と症状についても同様にレベルを高めた。さらには、後に紹介する遠隔治療をも修練の結果、確実なものとしていったという。

細菌やウイルスが原因でも効果あり

さて、先ほど治療のあらましを紹介したように治療法そのものもユニークだが、横田院長の病気の診断方法はもっとユニークだ。どうやったら気で身体の不調の原因がわかるのか不思議に思っていると、横田院長は1冊のフォルダを見せてくれた。

そこには骨や筋肉、臓器の写真やがんなどあらゆる疾患の写真がファイルされている。さらには細菌やインフルエンザウイルス、新型コロナウイルスなどの顕微鏡写真も収められている。こうしたフォルダの一つひとつの写真を見ながら、そのイメージを気で患者さんの身体に当てると、異常がある場合は横田院長がそれを感じ取れるという。

「すべての病気には固有のエネルギーがあるので、それを患者さんに当ててみると、この影響がある、この影響もある……とわかります。それがわかったら、今度はこういう異物が入っているから退治しないといけないと、本人の身体や脳に直接教えます。患者さんご自身の身体が本来持っている、異常を治すための免疫機能を手助けしているようなものです」

横田院長はそう説明する。気の力で異常を患者さんの身体や脳に教え、自己免疫機能がうまく機能するように働きかけるというわけだ。本人すら気づいていないことを、気を使って患者さんの身体に教え、目覚めた免疫機能の働きを後押しする。

その結果、どんな病気でも治すことは可能だし、薬と違って副作用ももちろんない。しかも、この治療を繰り返すことで免疫機能も改善され、病気に対する耐性が強くなるそうだ。

ただし、そうは言っても普段の生活も重要だ。酒を飲み過ぎれば免疫機能は下がるし、同じ生活を続けていたら元に戻ってしまう可能性もある、その点で、常に免疫機能を高い状態で維持できるような生活習慣を続けるためのアドバイスも横田院長は欠かさない。

気で身体を治すと言われてもすぐには信じがたいが、細菌やウイルスの天敵となる免疫細胞に気を送って免疫細胞の働きを強くするというのなら理解できるだろう。そうやって自己免疫能力をより高めるのが横田院長の治療における根本的な考え方だと言える。

実際、風邪のウイルスが身体に入っただけで肩こりが出たりする人も多いという。また、慢性病の意外な原因は身体に侵入した細菌やウイルスにあることも多いと横田院長は話す。

インフルエンザになるとぎっくり腰になる人も多いそうで、その場合、ぎっくり腰を治すだけでは万全ではなく、当然、インフルエンザウイルスも除去しないと完治は望めない。

このように、一つの病気ではなく、いろんな要素が絡み合って症状が出るわけで、何らかの異常があったら、考えられる要素をすべて気の力で取り除くことが必要なのだ。

そして、何より一番重要なのが患者さんの脳の働きを治すことだという。

身体の異常の原因として、ストレスを受けて脳が萎縮、変形しているケースも多いそうだ。

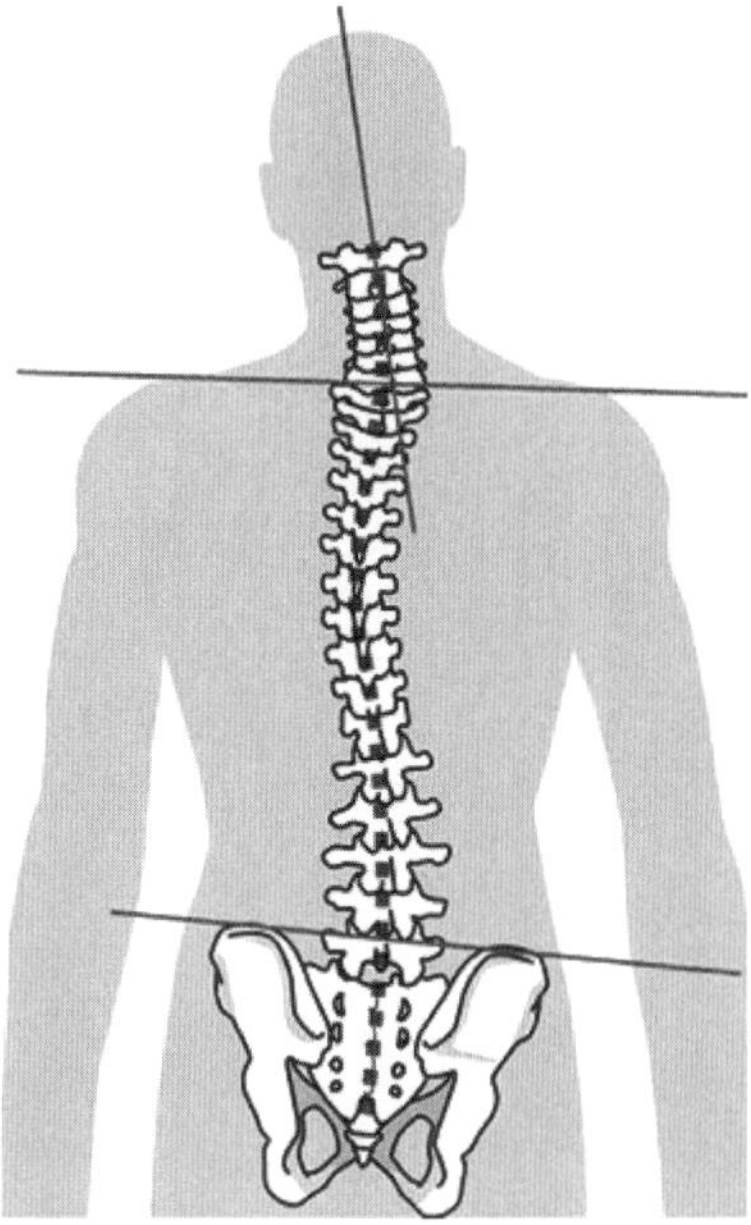

骨盤や頭蓋骨、背骨などのズレやゆがみを整える

横田院長は集中すると、頭の中に患者さんそれぞれの脳の形がイメージできる。そして、近未来のSF映画の一場面のようだが、横田院長は目の前に浮かぶ患者さんのゆがんだ脳を気の働きを使ってイメージの中で元に戻すのだ。その結果、患者さん自身の脳も正常な形に戻っているという。

「ゆがんでいた脳を元に戻せば正常に働きます。ただ、その後にリバウンドする力が生まれてくるものですから、最後に気の鍼を刺すことでその力を消すことが必要です」

遠距離でも気を使って治療が可能

一方で、冷え症、不眠、頭痛、のぼせ……など自律神経系の不調を治す場合はどうするかというと、まずは患者さんの症状によって全身の自律神経をたどっていく。

鍼治療幸（神奈川県横浜市）

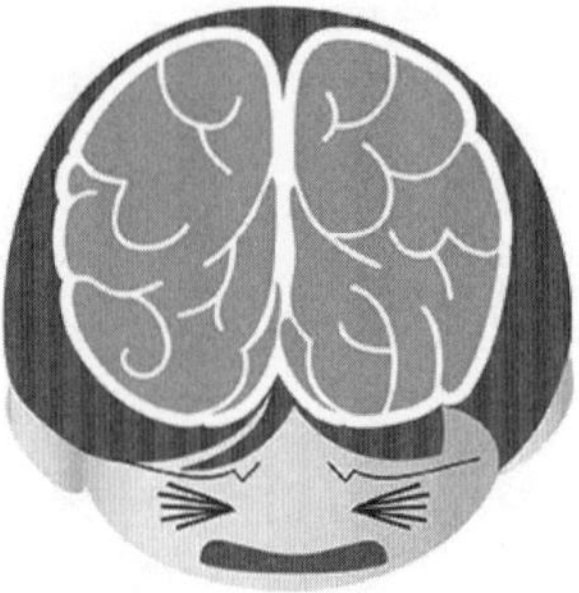

自律神経の不調につながる脳の萎縮やゆがみ、ストレスによる影響などを気を使って検査する

自律神経系をコントロールしているのは脳の視床下部なので、視床下部の機能が下がっているか、下がっていないか診断し、下がっていればそれが原因なので機能を上げるよう促す。もし、機能が下がっていない場合、原因は他にあるのでそれを調べないといけない。

その結果、細菌やウイルスが影響しているのであれば、前述したように免疫機能を上げるよう気を送る。また、頸椎や胸椎のズレが影響しているケースもあるので、そのズレを治すわけだ――こうして最終的な原因がどこにあるか確かめて、気の治療を施す。

もう一つ、治療効果を上げるために重要なのは患者さんが服用している薬剤だ。

一昔前に比べて薬漬け医療は改善されたが、まだまだ解消されたわけではない。たとえ服用をやめても代謝されずに身体に残っていると、当然、副作用も残っている。

そこで横田院長は、前述した病気のフォルダとは別に薬剤のフォルダも用意している。

これは文字通り、薬の名称や効果、副作用などを一覧にした資料だ。問診でも服用中、あるいは過去に服用していた薬について尋ねるが、病気の確認同様、フォルダの写真を見て患者さんに気を送り、該当する薬の副作用を消すよう気を送る。

「薬の副作用があると治るのが遅くなります。せっかく来ていただいたのですから、なるべく早く治してあげたいですからね」と横田院長はその理由を語る。

最後に、近年、横田院長が行っている「遠隔治療」について説明したい。これは通常2メートルという患者さんとの距離を何百、何千、何万倍にも拡大したものだ。

どういう形で行われるかというと、まずは治療前に患者さんから症状を電話やメールで伝えてもらう。

そして、患者さんの写真を用意し、写真からその人の気を感じ取って治療する。実際の治療方法は患者さんが目の前2メートルでも数十キロ先でも変わらない。アメリカやドイツなど海を越えた数千キロ離れた場所にいる方を治療したこともあるという。

また、遠隔治療の場合、治療中、患者さんは動いていても問題ないという。「激しい運動では無理がありますが、普通にデスクワークをされているくらいなら問題ありません」と横田院長。事前に時間は決めておくが、患者さんが知らない間に治療が始まり、終わっているというわけだ。しかも、遠隔治療の方が効果を強く感じるという患者さんも多いそうだ。

特に最近は新型コロナウイルスの流行で、感染の可能性を避けるためもあって、患者さんの7、8割は遠隔治療になっているというから驚く。

そんな話を聞いていると、一瞬、オンライン診療のようにパソコン画面を通じてできるのではと思ってしまう。だが、実は気の治療の最大の敵は電磁波なのだ。電磁波は気を阻害し悪影響を与えるため、院にパソコンはないし、治療時はスマートフォンも遠ざけておく。

また、遠隔地にいる患者さんの気を感じ、治療のために気を送るとなるとエネルギーを余計使いそうな感じがする。だが、「相手がどこにいようが気のレベルは関係ありません。それが気の働きの不思議なところです」と横田院長は教えてくれた。

ただし、気の効果をより上げるためには、普段から体調を整えておく必要があるという。常に感覚を研ぎ澄ませておかないといけないため、身体に悪い食べ物や習慣にはとりわけ気をつけている。瞑想して精神修養したりすることもあるそうだ。

「できる限りいろいろな原因と症状を全部取り除いてあげたいので、常に120パーセントの気持ちで治療に当たっています」

興味を持たれた方は、ぜひ横田院長の遠隔治療を受けてみてはいかがだろうか。

（取材・文／萩原）

神ワザ治療院の連絡先

（掲載順）

院名	所在地	電話番号
ワトナル鍼灸整骨院	神奈川県鎌倉市大船 2-22-16	0467-38-4222
おさかべ鍼灸整骨院	埼玉県草加市旭町 4-1-1	048-944-7822
CROWN 整体院	神奈川県横浜市旭区鶴ヶ峰 1-16-18	090-1703-5212
リフレックス ボディオフィス	神奈川県鎌倉市御成町 11-29 鎌陽洞ビル 104	0467-22-3157
マミ鍼灸院	東京都渋谷区神山町 17-2-301	03-3467-8494
シンメディカル整体院	東京都渋谷区恵比寿西 2-20-8 代官山パーフェクトルーム 1F	03-6319-0492
りの接骨院	神奈川県平塚市南原 1-12-1 エスポアール南原 101	0463-73-5514
朝霞治療院	埼玉県朝霞市本町 3-1-5 アウルビルディング 102	048-464-4689
トータルバランスクリエイターズ	東京都世田谷区代沢 5-32-13 露崎商店 4F	03-5787-6089
メディケア新宿	東京都新宿区西新宿 1-13-7 大和家ビル 7F	03-3344-0522
長津田まい針灸院	神奈川県横浜市緑区長津田町 2234-10	045-482-5998
フィット鍼灸整骨院国立院	東京都国立市富士見台 1-10-1	042-505-8422
自由が丘ムトウ針灸院	東京都目黒区自由が丘 1-13-14 自由が丘スカイビル 703	03-6421-4117
つなぐ手治療院	東京都墨田区業平 3-3-8	03-5637-8316
鍼治療幸	神奈川県横浜市西区中央 2-12-8	045-567-5121

著者プロフィール

文芸社治療院特別取材班

重松 美奈子（しげまつ みなこ）／ライター。群馬県出身。東京外国語大学卒業。得意分野は音楽、アート、着付け、茶道、書評など。

萩原 忠久（はぎわら ただひさ）／ライター。栃木県出身。法政大学卒業。経済専門誌出版社などを経て独立。ビジネス、医療から自叙伝まで幅広く執筆。

松岡 理恵（まつおか りえ）／ライター兼編集者。編集制作プロダクション、出版社などを経て独立。一般誌、書籍、ならびに広告タイアップなどの編集・取材・原稿作成を担当。

自律神経を整える神ワザ治療院15選　首都圏版

2021年2月15日　初版第1刷発行

著　者　文芸社治療院特別取材班
発行者　瓜谷 綱延
発行所　株式会社文芸社
〒160-0022　東京都新宿区新宿1－10－1
電話　03-5369-3060（代表）
03-5369-2299（販売）

印刷所　図書印刷株式会社

ISBN978-4-286-22449-7